Kai Stimpel

Manuelle Nachbehandlung versus Motorschiene nach Knietotalendoprothese

AF154069

Kai Stimpel

Manuelle Nachbehandlung versus Motorschiene nach Knietotalendoprothese

Der Sinn und Unsinn der Motorschienentherapie

AV Akademikerverlag

Impressum / Imprint

Bibliografische Information der Deutschen Nationalbibliothek: Die Deutsche Nationalbibliothek verzeichnet diese Publikation in der Deutschen Nationalbibliografie; detaillierte bibliografische Daten sind im Internet über http://dnb.d-nb.de abrufbar.

Alle in diesem Buch genannten Marken und Produktnamen unterliegen warenzeichen-, marken- oder patentrechtlichem Schutz bzw. sind Warenzeichen oder eingetragene Warenzeichen der jeweiligen Inhaber. Die Wiedergabe von Marken, Produktnamen, Gebrauchsnamen, Handelsnamen, Warenbezeichnungen u.s.w. in diesem Werk berechtigt auch ohne besondere Kennzeichnung nicht zu der Annahme, dass solche Namen im Sinne der Warenzeichen- und Markenschutzgesetzgebung als frei zu betrachten wären und daher von jedermann benutzt werden dürften.

Bibliographic information published by the Deutsche Nationalbibliothek: The Deutsche Nationalbibliothek lists this publication in the Deutsche Nationalbibliografie; detailed bibliographic data are available in the Internet at http://dnb.d-nb.de.

Any brand names and product names mentioned in this book are subject to trademark, brand or patent protection and are trademarks or registered trademarks of their respective holders. The use of brand names, product names, common names, trade names, product descriptions etc. even without a particular marking in this work is in no way to be construed to mean that such names may be regarded as unrestricted in respect of trademark and brand protection legislation and could thus be used by anyone.

Coverbild / Cover image: www.ingimage.com

Verlag / Publisher:
AV Akademikerverlag
ist ein Imprint der / is a trademark of
OmniScriptum GmbH & Co. KG
Heinrich-Böcking-Str. 6-8, 66121 Saarbrücken, Deutschland / Germany
Email: info@akademikerverlag.de

Herstellung: siehe letzte Seite /
Printed at: see last page
ISBN: 978-3-639-80795-0

Manuelle Nachbehandlung versus Motorschiene nach Knietotalendoprothese

Zusammenfassung

Fragestellung: Ist eine rein manuelle postoperative Behandlung nach Einsatz einer Kniegelenksendoprothese mindestens gleichwertig zum zusätzlichen Einsatz einer Motorschiene.

Methodik: In der vorliegenden Untersuchung wurden 40 ProbandInnen mit Osteoarthrose, welche endoprothetisch mit einer Genesis II Knieendoprothese versorgt wurden,durch Stichtagsetzungden beiden Versuchsgruppen zugeordnet. Die vor dem Stichtag operierten Patienten wurden zusätzlich mit einer Motorschiene behandelt, währenddie nach dem Stichtag Operiertenrein manuell behandelt wurden. Es werden dazu folgende Parameter verglichen. Die Verbesserung des Bewegungsausmaßes gemessen mit dem Standard-Goniometer. Die Stabilität (anteriore, posteriore sowie latero-mediale Aufklappbarkeit), die Beinachse, Schmerz und die Fähigkeit der Patienten den Alltag ohne subjektive Einschränkungen zu bewältigen wird durch den Knee-Society-Score erfasst. Mit Hilfe des WOMAC-Scores wird im Detail die subjektive Belastungsfähigkeit bei Aktivitäten des alltäglichen Lebens dargestellt.

Die Auswertung der Daten erfolgte nach den Methoden der deskriptiven und schließenden Statistik. Die Mittelwerte wurden mit T- Tests verglichen.

Ergebnisse: Unter dem Gesichtspunkt der Beweglichkeit zum Zeitpunkt der Entlassungergab sichbei dem Vergleich beider Gruppenmit p= 0,018703 kein statistisch signifikanter Unterschied. Bezüglich der Beweglichkeit bei der Folgeuntersuchung nach sechs Monaten ergab sich mit p= 0,575423 ebenfalls kein statistisch signifikanter Unterschied zwischen den beiden Gruppen. Bei der Auswertung des WOMAC-Scores zum Zeitpunkt der Folgeuntersuchung nach sechs Monaten wurde mit p=0,338319035 ebenso kein statistisch signifikanter Unterschied zwischen den beiden Gruppen festgestellt. Mit p=0,359586748 ergab sich auch im Hinblick auf den Knee-Society-Score kein statistisch signifikanter Unterschied im Vergleich beider Gruppen. Es wurde jeweils ein Signifikanzlevel von alpha=0,01 angesetzt.

Schlussfolgerung: Die Ergebnisse der Studie zeigen, in Bezug auf die Forschungsfrage und die weiteren aufgestellten Hypothesen, dass eine effiziente physiotherapeutische Nachbehandlung von Knieendoprothesen allein und ohne den zusätzlichen Einsatz von

3

Motorschienen eine hoch wirksame Nachbehandlungsstrategie darstellt. Das Studiener-gebnis bestätigt die im Literaturvergleich heran gezogenen wissenschaftlichen Arbeiten. Die vorliegende Studie konnte deutlich nachweisen, dass es keinen statistisch signifi-kanten Unterschied in Bezug auf die Beweglichkeit zum Entlassungszeitpunkt undbeim follow- up nach sechs Monatengibt,und sich auch kein statistisch signifikanter Unter-schied bei den verwendeten Scores feststellen lässt. Das Verwenden einer Motorschie-ne und anderer technischer Geräte, die den Patienten rein passiv bewegen, ist daher abzulehnen.

Schlüsselwörter: Motorschiene, CPM, Knieendoprothese, total knee replacement, Be-weglichkeit, ROM, WOMAC-Score, Knee-Society-Score

Summary

Research question: During post-operative treatment after total knee replacement, is a purely manual treatment at least equivalent to the additional usage of a continuous pas-sive motion machine (CPM)?

Methodology: In the present study, 40 subjects with osteoarthritis who received a Ge-nesis II knee endoprosthesis were assigned to two test groups using a cutoff date. The subjects who were operated before that date were treated with CPM,whilethose who were operated after that date were treated manually only. Following parameters are compared.The range of motion improvement, measured by the standard goniometer. The stability (anterior, posterior and latero-medial hinging), the leg axis, pain and the patients' ability to cope with everyday life without subjective impairment, are measured by the Knee Society Score. With the help of the WOMAC Score, the subjective exercise capacityduring everyday activities is represented in detail.

The data was evaluated using methods of the descriptive and inferential statistics. For the comparison of means, t tests were used.

Results: When comparing the two groups, it turned out that there was no statistically significant difference(p= 0,018703) with regard to mobility at the time of discharge. Like-wise, the difference between the two groups was not statistically significant (p= 0,575423) regarding their mobility in a follow-up examination after a six month period.

During the evaluation of the WOMAC Score that was calculated in the follow-up examinations of the two groups after a six month period, also no statistically significant difference (p=0,338319035) was determined.Also with reference to the Knee Society Score, the difference between the two groups was not statistically significant (p=0,359586748).For all of these calculations, a significance level of alpha=0,01 was assumed.

Conclusion: With regard to the research question and to further hypotheses, the study results show that after total knee replacement an efficient physiotherapeutic treatment alone, without using continuous passive motion machines, is a highly effective treatment strategy. The study's result confirms the results drawn by the academic papers consulted during the literature examination. The present study provides evidence that there is no statistically significant difference between the two treatment strategies neither with regard to mobility at the time of discharge and after a six month period, nor with regard to the applied scores. Therefore, the usage of CPM and other technical device that move the patient in a purely passive manner is to be declined.

Key words: continuouspassivemotion machine, CPM, knee endoprosthesis, total knee replacement, mobility, ROM, WOMAC Score, Knee Society Score

Inhaltsverzeichnis

1. Einleitung

In Deutschland werden pro Jahr etwa 145.000 Knieendoprothesen erstmalig eingesetzt und rund 12.500 Prothesenwechsel vorgenommen. Hinzu kommen etwa 9000 Erstimplantationen von unikondylären Schlittenprothesen (Aqua- Institut; August 2012). Die hohe Anzahl an Erstversorgungen ist in erster Linie der gestiegene Anspruch an die Lebensqualität, des entsprechenden Patientenklientel geschuldet. Ein weiterer Grund dafür sind die stätig besser werdenden Operationsverfahren und Endoprothesen, sodass auch eine Vielzahl von Patienten endoprothetisch versorgt werden können, die bislang nicht operiert werden konnten.

Die häufigste Ursache für eine Endoprothese stellt eine hochgradige Arthrose dar. Als Arthrose bezeichnet man die Knorpeldegeneration und –destruktion, knöcherne Läsionen und reaktivem Anbau sowie Synovialitis einhergehende Gelenkerkrankung. Sie basiert auf einem Missverhältnis zwischen Belastung und Beschaffenheit der Gelenke und führt zu einer progredienten Gelenkzerstörung (Pschyrembel; Berlin- New York; de Gruyter; 1998; Seite 67).

Die Thematik endoprothetischen Gelenkersatz ist keinesfalls nur eines des älteren Menschen betrifft. Etwa fünf Prozent der Patienten sind jünger als 40 Jahre und etwa 30 Prozent sind zwischen 40 und 60 Jahren (Künstlicher Gelenkersatz; Pflaum Orthopädie; Prof. Dr. Jerosch, Prof. Dr. Heisel; Seite 18).

Ziel der endoprothetischen Versorgung ist es, dass der Patient möglichst ohne Schmerzen und wiedererlangter Beweglichkeit des ersetzten Gelenks in den Alltag und/oder dem Beruf integriert werden kann. Um eine erfolgreiche Knieendoprothetik zu erhalten, ist die Nachbehandlung ab dem ersten Tag an von wichtiger Bedeutung. Es gilt hierbei den Patienten schnellst möglich zu Mobilisieren, um Komplikationen - wie Pneumonie, Thrombosen oder Kontrakturen und Mobilitätseinschränkungen - zu vermeiden.

Damit die erwünschten Ziele erreicht werden können, bedarf es einer standardisierten Nachbehandlung und therapeutischer Expertise. In vielen Häusern, die Knieendoprothesen operieren, ist es gängige Praxis, dass die Patienten ergänzend zur therapeutischen Behandlung mit einer Motorschiene (CPM- Continuous Passive Motion), die das operierte Gelenk kontinuierlich bewegen soll, versorgt werden. Hintergrund ist, dass Blut- und Flüssigkeitsansammlungen im Knie schnell ausgeschwemmt wird und die Knorpelregeneration angeregt wird (Zeitschrift "Unfallchirurg"; (107, 2004, 328); Kirschner).

Es gibt erhebliche Debatten über die Dauer der einzelnen Sitzungen, die Gesamtdauer des CPM –Anwendung und ob sie überhaupt angewendet werden soll. Im Rahmen meiner empirischen Studie geht es daher darum, den Nachweis zu liefern, dass eine standardisierte Manual Therapeutische Nachbehandlung in Ergänzung mit Manueller Lymphdrainage, der CPM Nachbehandlung in nichts unterlegen ist und gleiche Ergebnisse hervorbringt.

2. Literaturvergleich

Die Grundidee für die Durchführung der Studie entstand unter anderem durch meinen damaligen geteilten Arbeitseinsatz auf einer chirurgischen und orthopädischen Station der Paracelsus Klinik Langenhagen. Überwiegend wurden auf dieser Station PatientInnen mit Totalendoprothesen im Bereich Knie und Hüfte versorgt. Durch die enge Zusammenarbeit und Kommunikation mit P.D. Dr. Michael Skutek wurde das Ziel definiert, die Nachbehandlung im Hause zu novellieren und zu optimieren. Hieraus entstand das Vorhaben, einen modernen und evidenzbasierten Nachbehandlungsstandard zu entwickeln und diesen zu etablieren.

Hierzu wurde der bestehende physiotherapeutische Nachbehandlungsstandard überarbeitet und der bisher fest in die Nachbehandlung installierte Einsatz der Motorschiene überdacht.

Durch einen längeren beruflichen Auslandseinsatz von P.D. Dr. Michael Skutek in Ontario, Kanada, wo es schon seit längerem üblich ist die Nachbehandlung evidenzbasiert zu entwickeln, wurde der Autor dieser Studie in der Grundidee motiviert und seine Auffassung zur Novellierung bestätigt. Auch durch die subjektiven Beobachtungen zahlreicher Behandlungen (circa 1000 Behandlungen im Jahr) entstand die Idee den Einsatz der Motorschiene kritisch zu betrachten. Insbesondere deshalb, da viele der PatientInnen ohnehin schon ein sehr reduziertes Aktivtätsniveau an den Tag legten. Zudem konnte beobachtet werden, dass häufig mit den Einsatz der Motorschiene eine negative Reaktion des Weichteilgewebes verbunden war. Dazu zählten vermehrte Schwellungen, Hämatombildungen und eine verzögerte Wundheilung. Desweiteren wurden von Seiten der PatientInnen vermehrt Schmerzen geäußert.

Eine weiterführende Literaturrecherche in den Datenbanken Pedro, Medline und Pubmed ergab, dass im Zeitpunkt der letzten Recherche (21.09.2013), acht vergleichbare Studien vorlagen.

Ein im Jahr 2003 bereits veröffentlichter Review von Milne, S. et al. zeigt, dass es beim Einsatz von Motorschienen in der Nachbehandlung von Knieendoprothesen keinen signifikanten Unterschied im Bezug auf die Beweglichkeit gibt und die gefundenen Unterschiede sich nur direkt nach Implantation der Endoprothese zeigen.

Denis, M. et al. (2008) zeigte in einer RCT mit 81 PatientInnen, dass kein signifikanter statistischer Unterschied zwischen der Nachbehandlung mit oder ohne Motorschiene besteht. Die 81 PatientInnen wurden hierzu in drei Gruppen aufgeteilt. Die erste Gruppe erhielt zur Physiotherapie täglich 35min Motorschienenanwendungen. Die zweite Gruppe erhielt Physiotherapie und zwei Stunden täglich die Motorschiene. Die dritte Gruppe, welche die Kontrollgruppe stellt, erhielt nur Physiotherapie. Prä- und postoperative wurde das Bewegungsausmaß, der WOMAC- Score und der Timed up and go Test erfasst sowie als Parameter zur Bewertung herangezogen. Des Weiteren wurde auch noch die Liegedauer der PatientInnen als Kriterium verwendet.

Ebenfalls in 2008 wurde auch eine RCT von Lenssen T.A. et al durchgeführt. Die PatientInnen wurden hier in zwei Gruppen aufgeteilt. Die eine Gruppe erhielt nur Physiotherapie. Die andere Gruppe für 17 Tage Physiotherapie und Motorschienenanwendungen. Ab dem 18 Tag erhielten beide Gruppen nur Physiotherapie. Es erfolgten Beurteilungen jeweils sechs Wochen und drei Monate postoperativ. Das Fazit lautete hier, dass es weder auf kurzer noch langer Sicht signifikante Unterschiede gab.

Eine Studie von Ersözlü et al. (2009), mit den folgenden Parametern: Beweglichkeit, Liegedauer und Knee- Society- Score in einem zwei Jahres Follow- up, brachte hervor, und bestätigte somit zum Teil auch andere Studien, dass es keine kurzfristigen und langfristigen Effekte, im Bezug auf Beweglichkeit und die klinischen Scores, gibt. Lediglich war hier die Liegedauer der Motorschienengruppe kürzer. Die 61 PatientInnen der Studie wurden hier in drei Gruppen aufgeteilt. Die Kontrollgruppe erhielt nur Physiotherapie, die Interventionsgruppe 1 erhielt ab dem ersten Tag postoperative- und die Interventionsgruppe 2 ab dem dritten Tag postoperativ die Motorschiene.

Maniar, R.N. et al. (2012) führte eine weitere Studie zu diesem Thema mit den Parametern: Timed up and go Test, WOMAC- Score, SF-12, der Beweglichkeit, der Knie und Wadenschwellung sowie der Wundheilung durch. Diese Parameter wurden präoperativ und jeweils am dritten Tag, am fünften Tag, am 14. Tag, am 42. Tag sowie am 90. Tag postoperativ erhoben. Es nahmen 84 PatientInnen in drei Gruppen teil. Gruppe 1 erhielt keine Motorschiene, Gruppe 2 nur am ersten Tag postoperativ die Motorschienenanwendung und Gruppe 3 nur an den ersten drei Tagen die Motorschienenanwendung. Als Ergebnis zeigt sich, dass sich die Gruppen im Bezug auf alle Parameter nicht signifikant unterscheiden.

In der Studie von Trzeciak, T. et al. (2011) war es das Ziel, mit Hilfe des WOMAC- Score und des Knee- Society- Score die Wirksamkeit der Motorschiene zu evaluieren. Die Sores wurden präoperativ und zehn Tage postoperativ erhoben. Es wurden 93 PatientInnen mit 101 Knieendoprothesen in zwei Gruppen aufgeteilt. Gruppe 1 erhielt Physiotherapie und Gruppe 2 erhielt Physiotherapie und die Motorschiene. Als Ergebnis zeigte sich hier, dass es keinerlei signifikanter Unterschiede gab.

2012 führte Herbold, J.A. et al. eine Kohortenstudie mit 61 PatientInnen in einer Rehabilitationsklinik durch. Auch hier galt es, den Effekt des Einsatzes der Motorschiene zu überprüfen. Hierfür wurden die folgenden Parameter zur Bewertung genutzt: das aktive Bewegungsausmaß, die Verweildauer im Krankenhaus und die Alltagsbewegungen sowie die Selbstständigkeit der PatientInnen. Die PatientInnen wurden in Gruppen aufgeteilt. Alle PatientInnen mit einer Flexion unter 75° erhielten zu den drei Stunden Physiotherapie noch zwei Stunden die Motorschiene.

Nach Abschluss der Studie zeigte sich, dass in allen Parametern keine signifikanten Unterschiede zwischen den Gruppen bestanden.

Von Tabor, D. (2013) ist ebenfalls eine Studie über den Nutzen der Motorschiene nach Knieendoprothese durchgeführt worden. Es wurden hierfür die PatientInnen in zwei Gruppen aufgeteilt. Beide Gruppen erhielten Physiotherapie. Die Patienten der Interventionsgruppe erhielten ab dem ersten Tag postoperativ die Motorschiene, wenn sie eine Flexion von weniger als 45° hatten und Schmerz größer acht auf der Visuellen Analog Skala (VAS) war. Nach Abschluss der Studie zeigte sich, dass zwischen beiden Gruppen, im Bezug auf Wundheilung, Häufigkeit von Komplikationen und der Liegedauer, keine signifikanten Unterschiede bestanden.

Beim bisherigen Stand der durchgeführten Studien scheint sich somit ein klares Ergebnis abzuzeichnen.

Unabhängig vom Design der Studie, vom Ort der Durchführung oder von der Art der Interventionen oder der verwendeten Prothesentypen und der hohen Anzahl an PatientInnen verbleibt letztlich ein Resultat: "there was no statistically significant difference in flexion, edema, function or pain between groups".

Mithin scheinen die aktuellen evidenzbasirten Forschungsergebnisse im Einklang mit der im Folgenden zu formulierten Forschungsfrage zu stehen.

Ist eine rein manuelle Nachbehandlung mindestens gleichwertig im Vergleich zum zusätzlichen Einsatz einer Motorschiene in der postoperativen Nachbehandlung nach Einsatz einer Kniegelenksendoprothese?

3. Grundlagen Anatomie des Kniegelenk und Operationsverfahren

In dem folgendem Kapitel werden die anatomischen und biomechanischen Zusammenhänge des Kniegelenks erläutert (Ziff. 3.1)und auf die Gonarthroseentstehung (Ziff. 3.2) eingegangen. Im weiterem wird, der in der Studie, verwendete Prothesentyp und dessen Eigenschaften beschrieben (Ziff. 3.3) und es erfolgt eine Erläuterung des Operationsverfahrens (Ziff. 3.4).

3.1. Das muskulostkeletale System des Kniegelenk

Das Kniegelenk, Articulatio genus, ist das größte Gelenk des menschlichen Körpers. Formal ist es eine Kombination aus Scharnier- und Radgelenk (= Trochoginglymus). Die artikulierenden Gelenkflächen werden von den überknorpelten Flächen der beiden Femurkondylen, deren Krümmung von vorne nach hinten zunimmt, und der proximalen Fläche der beiden Tibiakondylen gebildet, deren Gelenkfläche 3-7° rückwärtsgeneigt (dorsal slope) ist (Frick et al. 1992). Die mediale Gelenkfläche ist in der Sagittalebene etwas ausgedehnter als die laterale. Das femoropatellare Kompartiment wird gebildet von der als Sesambein in die Sehne des M. quadriceps femoris eingelagerten Patella und dem Patellagleitlager (Facies patellaris femoris). Der frontale Kniewinkel, gebildet von der Schaftachse des Femur, die nach vorn konvex gekrümmt ist (Antekurvation) und der Längsachse der Tibia, beträgt unter Normbedingungen 175°. Die Achse des Femurschaftes mit der Horizontalen durch den Gelenkspalt beträgt etwa 82° und der Winkel zwischen Tibiaachse und Horizontalen etwa 93°. Die Traglinie (Mikulicz- Linie) oder mechanische Längsachse, die die Mittelpunkte von Hüft-, Knie- und oberem Sprunggelenk miteinander verbindet, verläuft dann durch die Mitte des Kniegelenkes. Sie verschiebt sich bei einer Änderung der Achsen und Winkel des Beines beim Genu valgum oder Genu varum nach medial bzw. lateral, wodurch es zu einer Mehrbelastung des lateralen respektive medialen Kompartimentes kommt (Frick et al. 1992).

Die beiden Menisken liegen als C-förmige Faserknorpelscheiben auf der peripheren Gelenkfläche der Tibia und bilden bei Bewegung transportable Gelenkpfannen für die Femurkondylen zugunsten einer besseren Druckverteilung auf die größeren Gelenkflächen der Tibiakondylen. Nach Kummer (1987) nehmen die beiden Meniskusflächen sogar mehr als 40-50 % der zwischen Femurkondylen und Tibiaplateau zu übertragenden Kräfte auf. Die beiden Kreuzbänder und Seitenbänder, die je nach Gelenkstellung ein unterschiedliches Spannungsverhalten zeigen, stellen die stabile Führung des Kniegelenkes sicher und begrenzen den Bewegungsumfang auf das erforderliche Maß. Die Seitenbänder wirken einer Überstreckung im Kniegelenk entgegen und verhindern in Streckstellung Ab- und Adduktion, während die Kreuzbänder die Vor- und

Rückwärtsbewegung der Tibia gegenüber den Femurkondylen und damit ein Abgleiten der Femurkondylen von der artikulierenden Gelenkfläche der Tibia verhindern. Die funktionelle Stabilität unter statischen und dynamischen Bedingungen wird durch die anatomische Form der artikulierenden Gelenkflächen, die passiven Rückhaltekräfte des Kapsel-Bandapparates und der Meniscus sowie aktiv durch die verschiedenen Muskelsysteme in Verbindung mit neuromuskulären Einrichtungen kontrolliert (Frick et al. 1992, Jacob und Stäubli 1990).

Kinematisch (Kinematik = Bewegungsgeometrie) gesehen, besitzt das Kniegelenk 6 Freiheitsgrade mit 12 Bewegungsgrenzen: 3 Translationen (anterior-posterior, medial-lateral, proximal- distal) und 3 Rotationen (Extension-Flexion, Adduktion-Abduktion, Innenrotation-Außenrotation). Die Translations- und Rotationsbewegungen sind bei diesem physiologischen Gelenkspiel normalerweise miteinander gekoppelt und abhängig vom Flexionswinkel. Die Rotationsfreiheitsgrade nehmen mit zunehmendem Flexionsgrad zu. In kompletter Extension, d.h. bei abgeschlossener Schlussrotation, bei der es sich um eine Außenrotation der Tibia (oder eine Innenrotation des Femur bei fest aufgesetztem Fuß) um ca. 15° am Ende der Streckbewegung handelt, sind Tibia und Femur verriegelt. Die physiologische Gelenkbeweglichkeit ist nach der Neutral- Null- Methode durch folgende Normwerte gekennzeichnet: Extension/Flexion 10°/0/145°, die Rotation ist flexionsabhängig und beträgt in 20° Flexion: Innen-/Außenrotation 15°/0/35° (Grood und Suntay 1983, Jacob und Stäubli 1990). In der Anfangsphase der Flexionsbewegung rollen sich die Femurkondylen vorwiegend ab, während die Hauptbewegung bei zunehmender Beugung als Drehgleiten der Femurkondylen an Ort und Stelle erfolgt (Roll-Gleit-Mechanismus), da die Kreuzbänder ein weiteres Abrollen der Kondylen verhindern (Frick et al. 1992, Lanz und Wachsmuth 1972).

Das Tibiaplateau und die Femurkondyle haben während der Bewegung zueinander korrespondierende, charakteristische Berührungspunkte. Da der Umfang der Femurkondyle ca. 2,5 mal so lang ist wie das Tibiaplateau, muss zwischen Femurkondylus und Tibiaplateau zwangsläufig eine Abroll- und Gleitbewegung stattfinden, deren Verhältnis sich während des Bewegungsablaufes ändert. In mittlerer Beugestellung beträgt das Verhältnis von Roll- und Gleitbewegung etwa 1:2, in der Endphase der Beugung etwas mehr als 1:4 und in der Streckphase etwa 1:4 (Menschik 1975).

Die Schlussrotation am Ende der Streckbewegung (Meyer 1853) resultiert aus dem unterschiedlichen Krümmungsradius der beiden Femurkondylen und der Anordnung des vorderen und hinteren Kreuzbandes (Menschik 1974, Meyer 1853).

Die Achse für Rotationsbewegungen verläuft durch das mediale Kompartment.

Die Bewegung Streckung/Beugung findet um diese fixierte, transepikondyläre Achse statt.

3.2. Arthrose

Das Krankheitsbild der degenerativen Gelenkerkrankungen ist seit Jahrhunderten bekannt und weltweit die häufigste Gelenkerkrankung (Felson 1990, Rauschmann 2001).

Definition:

Die Terminologie zur Charakterisierung von Gelenkschäden reicht weit zurück und wurde dem jeweiligen Wissensstand fortlaufend neu angepasst. Historische Begriffe wie Rheuma, Gicht, Malum senile (so genanntes Altersübel) oder Arthritis als weitgehend unpräzise bzw. unspezifische Bezeichnungen von Gelenkerkrankungen ließen vor allem auch eine Abgrenzung zwischen entzündlichen und primär nichtentzündlichen Erkrankungen der Gelenke lange außer Acht. Der Chirurg B.C. Brodie beschrieb 1821 erstmals die „Ulceration der Gelenkknorpel" ohne vorausgegangene Entzündung, jedoch mit Begleitentzündung der Synovialis. Der Pathologe Ruldolf Virchow beschrieb 1869 die über die akute und chronische Synovialitis hinausgehende deformierende Arthritis und bezeichnete diese als Arthritis deformans. Damit grenzte er die degenerativen Gelenkerkrankungen weiter ab. Eine weitere Differenzierung der degenerativen Erkrankungen strebte der Internist Herbert Assmann im Jahre 1925 an, der die nichtentzündlichen Gelenkerkrankungen mit dem deutschen Fachbegriff Arthrose bezeichnete. Hackenbroch (1943) erweiterte die Terminologie, indem er die vorarthrotischen Formstö-

rungen erstmals als „präarthrotische Deformität" benannte, worunter er eine vorarthroti-
sche, angeborene oder erworbene Gelenkerkrankung verstand, die unter dem Einfluss
der Gelenkbeanspruchung auf dem Weg über die Dysfunktion mit hoher Wahrscheinlichkeit zur Arthrose führt. Weitgehend unbekannte Arthrose auslösende, vorwiegend
systemische Einflüsse bezeichnete er zusammenfassend als so genannten Faktor X.

Eine aktuelle Klassifikation der Arthrosen wurde von der American Rheumatism Asso-
ciation entwickelt und beschreibt die 1986 herausgegebenen Kriterien der Arthrosen,
wobei zwischen idiopathischen (= primären) und sekundären Arthrosen unterschieden
wird (Altmann et al. 1986).

Ursächlich für den Knorpelverschleiß ist ganz allgemein ein Missverhältnis zwischen
Belastung und Belastbarkeit des Gelenkknorpels, welches insbesondere bei der sekundären Arthrose zur Überlastung des Gelenkknorpels und zur Störung des Knorpelstoff-
wechsels mit verminderter Belastbarkeit führt (Hackenbroch 2002).

Der hyaline Gelenkknorpel ist als Ort der initialen Integritätsstörung Zielpunkt arthrose-
verursachender Faktoren, die aber nicht einem allgemein ätiologischen Prinzip als Ursache von Arthrosen unterliegen. Vielmehr kommt es durch das Zusammenspiel verschie-
dener ätiologischer Faktoren, die endogener und exogener Natur sein können und unter
Mitwirkung von Beanspruchung und Zeitfaktor zu einer Dysregulation des Chondrozy-
tenstoffwechsels mit nachfolgendem Knorpelsubstanzverlust. Zu den endogenen Faktoren zählen Alter, Geschlecht, Rasse, Gene, körpereigene Wirkstoffe, Mängel der Ge-
lenkarchitektur. Zu den exogenen Faktoren zählen Übergewicht, mechanische Belastung durch Beruf, Einflüsse durch sportliche Aktivitäten oder Traumen (Altmann et al.
1986, Hackenbroch 2002). Pathogenetisch kommt es nach der initialen Chondromalazie
durch exogene und endogene Einflüsse zu einem kontinuierlichen Verlust der Knorpel-
matrix mit verminderter mechanischer Widerstandsfähigkeit (Madry und Kohn 2004, Pullig et al. 2001). Es entstehen in die Tiefe reichende Risse und Spalten im Knorpel. Ei-
nerseits kommt es durch Freisetzung proteolytischer Enzyme aus der Knorpelzelle
selbst zur Knorpeldegradation. Andererseits führt die reaktiv entzündlich veränderte
Synovialmembran - mit Bildung rezidivierender Reizergüsse - zur Freisetzung lysosoma-
ler Enzyme, die an der Knorpeldestruktion beteiligt sind und Schmerzen verursachen

(Kaufmann et al. 2003, Pullig et al. 2001). Der fortschreitende Knorpel-Knochen-Substanzverlust geht mit Begleitveränderungen am subchondralen Knochen in Form von Sklerosierung, an den Gelenkrändern in Form osteophytärer Randanbauten und unterhalb der Gelenkfläche in Form von Zystenbildung einher (Felson et al. 2000, Pullig et al. 2001).

Als Ursache für die sekundäre Arthrose kommen posttraumatische Ursachen, statisch bedingte Achsenfehlstellungen, Entzündungen - insbesondere im Rahmen der rheumatisch bedingten Arthritis-, kongenitale Entwicklungsstörungen, Stoffwechselstörungen oder im Rahmen einer Wachstumsstörung die aseptische Knochennekrose in Frage. Als weitere Risikofaktoren gelten Übergewicht, individuelle Gelenküberlastung (Beruf, Freizeit, Sport) und genetische Faktoren (Hackenbroch 2002, Swoboda 2001). Aber auch höheres Alter, weibliches Geschlecht und Schwäche des M. quadriceps femoris (Felson et al. 2000, Madry und Kohn 2004) gelten als Risikofaktoren.

Die Gonarthrose ist - neben der Spondylarthrose - die häufigste Arthrose der Extremitätengelenke. Nach Felson und Zhang (1998) beträgt die Prävalenz klinisch symptomatischer Arthrosen am Knie ca. 6%, an der Hüfte ca. 3%. Die Inzidenz der Arthrose nimmt mit dem Alter zu und ist bei der Gonarthrose der Frauen über 50 Jahren höher als bei Männern (Swoboda et al. 1998, Swoboda 2001). Die Inzidenzrate klinisch symptomatischer und radiologisch gesicherter Arthrosen liegt beim Knie bei ca. 240/100.000 und bei der Hüfte bei ca. 88/100.000 und bei der Hand bei 100/100.000 (Oliviera et al. 1995).

3.3. Prothesentyp und Eigenschaften

Smith &Nephew Knie- Prothesen- Systeme
Materialien :
Die Femurkomponenten bestehen aus einer Kobalt – Chrom –Gußlegierung bzw. aus einer Zirconiumoxid – Legierung. Die Femurmodul – Komponenten bestehen aus einer Kobalt – Chrom – Gußlegierung.

Die Patellakomponenten, die Tibia- PE- Implantate, die Tibia- Einsätze sowie die tibialen und femoralen Flex- Lok- Dübel sind aus ultra- hochmolekularem Polyethylen gefertigt. Teile, die vollständig aus Polyethylen bestehen, können einen Röntgenmarkierungsdraht aus rostfreiem Stahl bzw. aus Kobalt- Chrom- Legierung enthalten.

Die Tibiabasis- Implantate, die Patella- Metallrückflächen, die Tibia- und Femurkeile, Tibia- und Femurschaftverlängerungen, Schrauben und Dübel bestehen aus einer Titan Legierung oder aus einer Kobalt- Chrom- Gußlegierung.

Die Kugeln der porös beschichteten Kobalt- Chrom- Komponenten bestehen aus Kobalt- Chrom- Legierung. Die Kugeln der porös beschichteten Titan- Komponenten bestehen aus reinem Titan.

Indikationen, Kontraindikationen und Nebenwirkungen :

Die allgemeinen Regeln einer guten Patientenauswahl und eine fundierte chirurgische Beurteilung gelten auch für den Totalersatz des Kniegelenkes. Eine gute präoperative Planung und eine perfekte chirurgische Technik sind Grundvoraussetzungen für optimale Ergebnisse. Genaue Überlegungen bezüglich der anatomisch funktionellen Belastung, des Zustandes der umgebenden Weichteile sowie der korrekten Platzierung der Implantate sind zur Minimierung möglicher postoperativer Komplikationen erforderlich.

Indikationen für den Kniegelenkersatz :

- Rheumatoide Arthritis.
- Posttraumatische Arthrose, Osteoarthrose oder degenerative Arthrose bei älteren Patienten deren Alter, Gewicht oder Aktivitätsgrad angemessene Langzeitergebnisse erwarten lassen.
- Situationen nach gescheiterter Osteotomie oder misslungenem uni- bzw. bikondylären Kniegelenkersatz.
- Die posterior- stabilisierten Versionen und die Systeme mit einer vertieften Gelenkfläche können sowohl beim Primäreingriff als auch bei Revisionen verwendet werden, wenn die vorderen und hinteren Kreuzbänder insuffizient, die Kollateralbänder noch funktionsfähig sind.

19

Kontraindikationen für den Kniegelenkersatz :

- Fälle mit unzureichender Knochenabstützung, die einen solchen Eingriff nicht rechtfertigen.
- Aktive, lokale Infektion oder vorausgegangene intraartikuläre Infektion.
- Psychische oder neurologische Faktoren, die von vornherein die Fähigkeit oder den Willen des Patienten zur Einschränkung seiner Aktivitäten limitieren.
- Neuropathisches (Charcot-) Gelenk.
- Umstände die zu einer Überbeanspruchung des Implantates führen können. Hierzu zählen Alter, Gewicht und Aktivitätsgrad des Patienten, wenn diese sich nicht mit einem Langzeiterfolg vereinbaren lassen.
- Insuffizienz der Kollateralbänder (ausgenommen: Fälle, in denen ein stabilisierendes Kniesystem indiziert ist und benutzt wurde).
- Die zementfreie Anwendung des Tricon- M und Tricon P Kniegelenksystems ist kontraindiziert bei nicht korrigierbarer ligamentärer Laxizität des betroffenen Knies.
- Nicht abgeschlossenes Knochenwachstum.
- Verwendung von geschlitzten Femur- und Tibia- Stielen ohne adäquate knöcherne Abstützung.

Mögliche Nebenwirkungen :

Berichtet worden ist über einen Verschleiß der aus Polyethylen bestehenden Gelenkflächen der Kniegelenkkomponenten nach dem vollständigen Kniegelenkersatz. Die beschleunigte Abnutzung wird vermutlich durch Partikel aus Zement, Metall oder andere Partikel aus Fremdmaterial ausgelöst, die eine Abnutzung der Gelenkoberflächen verursachen können. Durch diesen erhöhten Verschleiß kann die Nutzungsdauer der Prothese verkürzt und eine vorzeitige chirurgische Revision mit Ersatz der verschlissenen Komponenten notwendig werden.

Bei jedem Gelenkersatz kann es zur asymptomatischen, lokalisierten und progressiven Knochenresorption (Osteolyse) im Bereich der Prothesen kommen. Die Ursache hierfür liegt in einer Fremdkörperreaktion auf abnutzungsbedingte Partikel. Diese Partikel können sowohl durch Interaktion der implantierten Komponenten untereinander, als auch durch Prozesse zwischen den implantierten Teilen und dem Knochen entstehen. Dieser Vorgang wird hauptsächlich durch Adhäsion, Abnutzung und Materialermüdung begünstigt. Aber auch die Wiederverwendung gebrauchter Komponenten kann zur Entstehung von Partikeln führen. Diese Osteolyse kann zu weiteren Komplikationen führen, die einen Ersatz von Teilen oder sogar des gesamten Implantates notwendig machen.

Weitere Komplikationen können Lockerung, Verformung, Einreißen oder Bruch der implantierten Femur- Tibia-, oder Patellakomponenten sein. So kann es durch Traumata, übermäßige Aktivität, inkorrekte Anpassung oder überhöhte Nutzungsdauer zu einem Bruch der Implantate kommen.

Zudem kann es zu Dislokationen, Subluxationen, übermäßiger Rotation, Beugekontrakturen, Bewegungseinschränkungen, Beinlängenveränderungen, Lockerungen der Komponenten und zur ektopen Knochenbildung sowie ligamentären Laxizitäten kommen.

Auch kann es zu Tibia-, Femur- oder Patellafrakturen kommen. Akute postoperative Wundinfektion, spätere tiefe Wundsepsis und/ oder leichte Synovitis, Neuropathien, Kardiovaskuläre Störungen: Wundhämatome, thromboembolische Krankheiten wie Thrombose, Lungenembolie und Herzinfarkt kommen ebenfalls Risiken in Betracht. Zudem können Gewebereaktionen, wie Lysis, Makrophagen- und Fremdkörper- Reaktionen sowie Myositis ossificans und Hautnekrosen sowie verzögerte Wundheilung vorkommen.

In seltenen Fällen wurden nach Gelenkersatz Sensibilisierungen gegenüber den verwendeten Metallen beobachtet. Die Implantation von Fremdmaterial in Gewebe kann zu histologischen Veränderungen führen, die Makrophagen und Fibroblasten betreffen.

Durch Traumata kann es zur Lockerung oder zur Verschiebung der Komponenten kommen. Selten kann es zu Ermüdungsbrüchen an den Implantaten kommen die durch Traumata, falsche Auswahl bzw. Positionierung des Implantates oder ungewöhnliche punktuelle Überlastungen hervorgerufen werden.

Allergische Reaktionen gegenüber den verwendeten Metallen sind ungewöhnlich, können jedoch auftreten. Möglich ist auch die Verletzung von Blutgefäßen. Eine vorübergehende oder dauerhafte Nervenschädigung kann zu Schmerzen oder Gefühlslosigkeit in der betroffenen Extremität führen. In Betracht kommt auch eine Varus- oder Valgusdeformität sowie Verzögerte Wundheilung.

Periartikuläre Kalzifizierung oder Ossifikation mit oder ohne Einschränkung der Gelenkbeweglichkeit können vorkommen, wie auch eine Einschränkung des Bewegungsumfanges durch die ungenaue Auswahl und Positionierung der Implantate oder periartikuläre Kalzifizierung.

3.4. Operationsverfahren

Im folgenden Kapitel erfolgt eine Kurzbeschreibung des Operationsverfahren zum Einsetzen der Genesis II Knieendoprothesensystems von Smith&Nephew.

Nach entsprechender Vorbereitung wird das Kniegelenks mit einem 9,5mm Bohrer der Markraum geöffnet. Es wird nun die Femur- Ausrichtlehre mit eingesetzter Valgushülse über den Markraumstab bis zum distalen Femur vorgeschoben. Bei der Verwendung der Anterior- Referenz- Technik (A/R) wird der Femur- Größenfüller am A/R- Einsatz befestigt. Es wird dann der A/R Einsatz in die Femur- Ausrichtlehre eingeschoben. Zur Verwendung der Posterior- Referenz- Technik (P/R) wird der Femur- Größenfüller am P/R- Einsatz befestigt. Es wird dann der P/R- Einsatz in die Femur- Ausrichtlehre eingeschoben.

Im Folgenden wird nun die anteriore Kortikales reseziert. Im nächsten Schritt wird der distale Femur- Schneideblock mittels primärem Blockadapter am A/R- bzw. P/R- Einsatz befestigt. Es folgt das Festpinnen des distalen Schneideblocks. Es werden nun der Markraumstab und die übrigen Ausrichteinstrumente entfernt. Es wird der Femur- A/P- Schneideblock mittels Pins am distalen Femur befestigt und posterior, posterior schräg, anterior und anterior schräg durch den Schneideblock reseziert.

Zur extramedullären Tibiasausrichtung wird die Sprunggelenksklemme an der Tibia befestigt. Die Ausrichtung wird nun so rotiert, dass Ausrichtestab über dem medialen Drittel der Tuberositas tibiae ausgerichtet ist. Zur intramedullären Ausrichtung wird die entsprechende Ausrichtlehre verwendet und auf den Schneideblock geschoben. Die Ausrichtung wird so rotiert, dass der Führungsstab über dem medialen Drittel der Tuberositas tibiae ausgerichtet ist. Es folgt nun das Setzten des Tibia- Tiefenfühler in den Tibia-Schneideblock, welcher dann mittels Pins am Knochen fixiert wird. Ist das erfolgt, wird die Ausrichtelehre entfernt und die proximale Tibia wird reseziert. Nun wird die Tibia-Bohrlehre auf die proximale Tibia aufgesetzt und mit Pins befestigt. Es wird nun mit dem Tibia- Bohrer durch die 11mm Bohrhülse gebohrt und anschließend mit einem Tibia-Schaftstößel gestößelt. Im nächsten Schritt erfolgt das Einsetzten der Femur- Probeprothese, der Tibia-Probebasis sowie der PE- Probeeinsatzes. Es wird eine Probereposition durchgeführt und das Bewegungsausmaß überprüft.

Nach der korrekten Rotationsmarkierung wird mit dem Tibia- Rippenstößel durch die Probebasis gestößelt.

Nun zur Versorgung der Patella: Es wird der Durchmesser der Patellakomponente bestimmt und es erfolgt das Setzten der Patella-Klemme mit aufgesteckter Fräsführung. Es wird nun der entsprechende Patella-Fräskorb auf den Universalfrässchaft gesteckt und der Patella- Fräsanschlag befestigt. Der Fräser wird auf die Patella aufgesetzt. Es wird nun der Fräsanschlag auf den zuvor aufgebrachten Distanzblock abgesenkt und bis zum Anschlag gefräst. Anschließend erfolgt das Einsetzten der Probepatelle und eine erneute Probereposiotion. Dem Folgend werden die Verankerungslöscher durch die Femur- Probekomponente gebohrt oder gestößelt. Somit erfolgt das Festlegen der medio- lateralen lage der Femurkomponente. Im den nächsten Schritten erfolgt das Implantieren des Tibiabasis und der Femurkomponente. Dies kann sowohl zementiert als auch zementfrei erfolgen. Im Anschluss wird der Polyethiyleneinsatz eingesetzt und die Patellakomponente eingesetzt. Sodann wird eine abschließende Probereposition und Überprüfung durchgeführt, um abschließend den Wundverschluss vorzunehmen.

4. Methodik und Durchführung

In diesem Kapitel werden die Methoden und Durchführung genau beschrieben, welche zur Realisation und praktischen Umsetzung der Studie zur Anwendung kamen.

4.1. Methodik

4.1.1. Die Probandenauswahl

Die Rekrutierung der Probanden erfolgte in der Sprechstunde und entsprechender Indikationstellung für den entsprechenden Prothesentyp und das Operationsverfahren durch den Arzt in der Klinik. Die Patienten wurden durch den Arzt aufgeklärt und willigten schriftlich ein. Um die Patienten in zwei Gruppen einteilen zu können, wurde ein Stichtag festgelegt. Alle Patienten die vor dem Stichtag operiert wurden, erhielten im Rahmen der Nachbehandlung die zusätzliche Motorschienenversorgung. Die Patienten nach dem Stichtag erhielten die rein manuelle Nachbehandlung. Im Zuge der Rekrutierung wurde das Bewegungsausmaß, der WOMAC- Score und der Knee- Society- Score erfasst.

4.1.2. Einschlusskriterien

Die Einschlusskriterien bei der Probandenauswahl sind die Folgenden:

- die Patienten sind in einem Alter zwischen 50 und 90 Jahren
- männliche und weibliche Patienten
- bikondylärer Oberflächenersatz mit einer Genesis II Endoprothese der Firma Smith & Nephew
- identisches Operationsverfahren
- identischer Operateur
- alle Patienten wurden nach einem festgelegten Nachbehandlungsstandard physiotherapeutisch versorgt

4.1.3. Ausschlusskriterien

Die Ausschlusskriterien bei der Probandenauswahl sind:

- andere Operationsverfahren
- andere Endoprothesentypen
- vorzeitige Verlegungen aus gesundheitlichen Gründen, sodass die Nachbehandlung nicht vollständig zu Ende geführt werden konnte
- Re- OP
- Schlechte Compliance
- Alter jünger als 50 und älter als 90

4.2. Das Studiendesign

Die Studie wurde als Experimentelle Forschung (experimental research) angelegt. Sie soll darstellen, dass die Nachbehandlung postoperativer Knieendoprothesen auch ohne die Anwendungen von Motorschienen der mit Motorschiene nicht unterlegen ist.

Experimentelle Forschung (experimental research) ist eine bestimmte Untersuchungsanordnung zur Erforschung von Ursache- und Wirkungszusammenhängen. Es wird dabei untersucht, inwieweit eine Variable (ein Faktor) eine Situation, einen Zustand oder ein Verhalten beeinflusst, in dem man zwei (oder mehrere) Gruppen aus einer Population miteinander vergleicht. Dabei wird eine Gruppe (Versuchsgruppe) einer Veränderung unterzogen; die andere Gruppe, bei der nichts verändert wird, dient als Vergleich (Kontrollgruppe). (Hanna Mayer, Erik van Hilten; Einführung in die Physiotherapieforschung; Facultas Verlag; 2007)

4.3. Die Fragestellung

In der vorliegenden Untersuchung wurden 40 ProbandInnen, die alle aufgeführten Einschlusskriterien (siehe Kapitel 4.1.2.) erfüllten, durch Stichtagsetzung - d.h. vor dem Stichtag Behandlungsstandard mit Motorschiene und nach dem Stichtag ohne Motorschiene - den beiden Versuchsgruppen zugeordnet. Sinn und Zweck des experimentellen Versuchsaufbaus ist, die rein manuelle Nachbehandlung als mindestens gleichwertig im Vergleich zum zusätzlichen Einsatz einer Motorschiene in der postoperativen Nachbehandlung nach Einsatz einer Kniegelenksendoprothese zu belegen.

Es werden dazu folgende Parameter verglichen: Die Verbesserung des Bewegungsausmaß gemessen mit dem Standard Goniometer, die Stabilität (anteriore- posteriore sowie latero- mediale Aufklappbarkeit), die Beinachse, Schmerz und die Fähigkeit der Patienten den Alltag ohne subjektive Einschränkungen zu bewältigen. Dies wird durch den Knee- Society Score erfasst. Mit Hilfe des WOMAC- Score wird im Detail die subjektive Belastungsfähigkeit bei Aktivitäten des alltäglichen Lebens dargestellt.

4.3.1. Messinstrumente

4.3.2. Der Goniometer (Standard)

In diesem Abschnitt wird die Reliabilität, Validität zur Messung der Kniegelenksbewegung beschrieben.

4.3.2.1. Reliabilität und Validität der Goniometermessung am Kniegelenk

Die Intratester- Reliabilität wurde von Armstrong et al. (1998) und von Rothstein et al. (1983) als sehr gut angegeben (ICC 0,99 für Extension, ICC 0,96 für Flexion).

Im Buch „*Assessments in der muskuloskelettalen Rehabilitation*" wird das Goniometer für den Befund und Ergebnis- und Verlaufsmessungen empfohlen.

Gogia et al. (1987) stellte eine sehr gute Korrelation (ICC 0,98-0,99) beim Vergleich von Knieflexionsmessungen von zwei Therapeuten mit dem Goniometer zu Röntgenaufnahmemessungen bei 30 PatientInnen fest. Petherick et al. (1988) verglichen ein Standardgoniometer mit einem „fluid-based" Goniometer und Röntgenaufnahmemessungen bei Gelenkmessungen von Knie und Ellenbogen. Das Standardgoniometer hatte hier nur eine moderate Validität.

4.3.2.2. Messung des Bewegungsumfangs

Das Messen des Bewegungsumfangs erfolgt mit Hilfe des Goniometers. Verfasst wird präoperative, zur Verlaufskontrolle nach jeder Behandlung, zur Entlassung und zu den Folgeuntersuchungen. Als Drehpunkt werden hier der laterale Kniegelenksspalt und die Longitudinalachsen des Femur und der Tibia als Schenkelreferenzen festgelegt. Die Erfassung und die Dokumentation der Beweglichkeit erfolgt nach der Neutral-Null-Methode von Debrunner (1913). Ausgehend von Null Grad sind fünf bis zehn Grad Extension und 120 bis 150 Grad Flexion im Kniegelenk möglich (K.-D. Thomann et al.: Orthopädisch-unfallchirurgische Begutachtung - Praxis der klinischen Begutachtung. Elsevier, Amsterdam 2008).

4.3.2.3. Knee Society Score

4.3.2.4. Reliabilität und Validität des Knee- Scocoety- Score

Die Gesellschaft „The Knee Society" wurde im Jahr 1983 in den USA gegründet. Ziel der Gesellschaft ist es, das Wissen über das Kniegelenk in Gesundheit und Krankheit zu verbessern. Die Mitglieder der Gesellschaft haben sich zur Aufgabe gemacht, eine optimale Umgebung für die Forschung, Lehre und Behandlung der Gonarthrose herzustellen.

In den späten 1980er Jahren wurde ein klinisches Bewertungssystem zusammenges-
tellt, welches bis heute Gültigkeit hat.

Der „Knee Society Score" ist in zwei Teilbereiche unterteilt, nämlich einen klinisch funktionellen Bereich (KSS-Knee), welcher den Bewegungsumfang, die Bandstabilität und
die Schmerzsituation beurteilt. Im Sinne der Bandstabilität werden die medio-laterale
und antero-posteriore Stabilität des Kniegelenks beurteilt und die Aufklappbarkeit in Mil-
limetern bzw. Graden angegeben. Der praktisch funktionelle Teil (KSS-Function) evaluiert subjektive Kriterien, wie die Gehleistung und das Stiegensteigen. Diese grobe Un-
terteilung verhindert das Problem der Scoreabwertung auf Grund von fehlender Compliance seitens der PatientInnen, sowie Altersschwäche und andere limitierende Faktoren.

Es handelt sich also um einen gemischten Score, welcher sowohl subjektive als auch
objektive Kriterien in einem Verhältnis von 1:3 beinhaltet.

4.3.2.5. Der WOMAC Score
4.3.2.6. Reliabilität und Validität des WOMAC Score

Die Abkürzung „WOMAC" steht für „Western Ontario and MacMaster Universities". Es
handelt sich bei diesem Score um einen weitverbreiteten Arthrose Index betreffend des
Hüft- oder das Kniegelenk. Dabei sind von den PatientInnen insgesamt 24 Fragen zu
Schmerzen, Steifigkeit, Funktionsstatus des Gelenks und daraus resultierende Behinde-
rungen im Alltag zu beantworten. Der WOMAC Score ist also ein auf den Patienten/die
Patientin bezogener Selbsteinschätzungsfragebogen über die gesundheitsbezogene
Lebensqualität bei PatientInnen mit Arthrose der unteren Extremitäten. Er wurde 1982 in
Kanada entwickelt und ist mittlerweile in über 65 Sprachen verfügbar.

Evaluiert wird die Schmerzintensität im Gehen, beim Treppensteigen, nachts im Bett,
beim Sitzen oder Liegen und im Stehen, bezogen auf die letzten vergangenen Tage. Bei
der Gelenkssteifigkeit wird unterschieden zwischen Morgensteifigkeit und der Gelenkssteifigkeit während des Tages. Es folgen einige Fragen zur Beeinträchtigung bei alltäglichen Tätigkeiten, hervorgerufen durch die Gelenksbeschwerden. Darunter fällt wieder

das Treppensteigen, Aufstehen vom Sitzen, Stehen, Gehen, sich zum Boden bücken, Socken anziehen und vieles mehr. Abschließend wird noch die allgemeine Beeinträchtigung bezüglich leichter und schwerer Hausarbeit evaluiert.

4.4. Variablen

In diesem Abschnitt werden die unabhängigen, abhängigen und confounding Variablen beschrieben.

4.4.1. Die unabhängigen Variablen

- Der WOMAC Score (Roos EM, Klässbo M, Lohmander LS. WOMAC Osteoarthritis Index: Reliability, validity, and responsiveness in patients with arthroscopically assessed osteoarthritis. Scandinavian Journal of Rheumatology 1999;28(4):210-215)

- Der Knee- Society- Score (The Knee Scociety. Available at: http://www.kneesociety.org/web/aboutus.html. Accessed 04/03, 2012) (Insall JN, Dorr LD, Scott RD, Scott NW. Rationale of The Knee Society Clinical Rating System. Clin Orthop Relat Res 1989;248:13-14)

- Der Goniometer (Standard) (Reliabilität, Armstrong et al., 1998

4.4.2. Die abhängigen Variablen

- Die Durchführung der Behandlung und die Einhaltung des Standards auch bei Therapeutenwechsel.

- Die Anlage und Anwendung der Motorschiene, wie ungenaues Anlegen der Motorschiene. Zu intensives bzw. zu unterschwelliges Anlegen.

4.4.3. Confounding Variablen

- Die unterschiedlichen Rahmbedingungen der Behandlungen am Patienten, wie der Allgemeinzustand des Patienten in den Tagen nach und vor der Operation.

- Motivation und Kooperation des Patienten im Behandlungsverlauf.

- Schlechte oder unzureichende Nachsorge in der Anschlussheilbehandlung.

- Unzureichende eigene Aktivität des Patienten.

- Die unterschiedlichen anatomischen Dispositionen der Patienten.

- Die unterschiedlichen Reaktionen der Patienten auf die verschiedenen Interventionen.

- Dosierung der Schmerzmedikation.

- Beeinträchtigung benachbarter Gelenke, der Wirbelsäule und des Nervensystems.

- Systemerkrankungen des Patienten.

4.5. Die Studiendurchführung

Bei allen Patienten die - mit einer entsprechenden Indikation - mit der Gennesis II Prothese versorgt werden sollten, wurde das präoperative Bewegungsausmaß, der präoperative WOMAC- Score und der präoperative Knee- Sosiety- Score erfasst. Am Vortag der Operation wurde der Patient stationär aufgenommen und erhielt im Rahmen eines Patientenseminars Instruktionen zum Umgang mit den Unterarmgehstützen und wurde über die Nachbehandlung in den folgenden Tagen aufgeklärt.

Am ersten postoperativen Tag erfolgten Pneumonie- und Thromboseprophylaxen, isometrische Spannungsübungen, Mobilisation an die Bettkante sowie in den Stand. Wenn bereits möglich erfolgte leichtes Mobilisieren der Flexion und Extension sowie Eigenübungen.

Ab dem zweiten Tag nach der Operation erfolgte die Gangschule im Zimmer bzw. wenn möglich auch schon auf dem Flur. Es kamen nun Lymphdrainage und die manualtherapeutische Behandlung (Mobilisation und Muskelbehandlung) hinzu.

Ab dem dritten Tag postoperativ wurde die Gehstrecke erweitert und die Behandlung intensiviert.

Zum vierten Tag kam das Steigen der Treppe hinzu, auch wurde die Gehstrecke weiter gesteigert. Ferner wurde die Behandlung am Patienten im Rahmen der Möglichkeiten weiter intensiviert. Dies wurde dann bis zur Entlassung - dem einzelnen Patienten angepasst - weiter gesteigert.

Für die Patientengruppe die vor dem gesetzten Stichtag operiert wurde galt der identische Nachbehandlungsstandard. Sie erhielten identische Instruktionen, hatten die gleiche Behandlungsdauer und wurden mit den gleichen Behandlungstechniken versorgt. Für diese Gruppe von Patienten wurde jedoch noch zweimal täglich eine Motorschienenanwendung durchgeführt. Am ersten postoperativen Tag mit 30° als Startbewegungsausmaß. An den folgenden Tagen wurde das Bewegungsausmaß im schmerzfreien Bewegungsausmaß individuell gesteigert. Die Anwendungen erfolgten zweimal täglich zu je 30 Minuten.

Allgemein wurden alle Patienten unter schmerzadaptierter Vollbelastung und im schmerzfreien, dass heißt bis an die Schmerzgrenze heran, mobilisiert. Die Erfassung des Bewegungsausmaßes erfolgte täglich mit dem Goniometer sowie am Entlassungstag.

Alle Patienten mussten sich in einem vorgegebenen Zeitintervall erneut vorstellen. Für diese Studie wurden die Daten der Folgeuntersuchung nach sechs Monaten postoperativ heran gezogen. Es wurde erneut das Bewegungsausmaß erfasst, der WOMAC-, sowie der Knee- Society- Score erhoben.

Im Folgenden werden die zum Einsatz gebrachten Techniken benannt:

Weichteiltechniken in Form von leichter Quermassage

Funktionsmassage in verschiedenen Ausgangsstellungen für den M. quadriceps, der Ischiocruralen Gruppe, den M. popliteus, M.tibialis anterior sowie dem M. triceps surae

Techniken zur Beeinflussung der Muskulatur wie Hold and Relax, Postisometrische Relaxation oder Antagonisten Hemmung.

passive, assistive sowie aktive Mobilisation bzw. Bewegungen zur Verbesserung von Extension und Flexion in unterschiedlichen Ausgangstellungen

Funktionsgleiten zur Verbesserung der Flexion bezüglich der Quantität aber auch Qualität.

Um die Mobilität des Femoropatellargelenks zu erhalten bzw. zu verbessern, wurden Gleitmobilisationen in alle notwendigen Richtungen durchgeführt

Fanden sich Einschränkungen in benachbarten Gelenken, wie dem proximalen Tibiofibulargelenk oder den Fußgelenken, wurden diese mitbehandelt.

5. Auswertungsmethodik

5.1. Statistische Auswertung

Die Datenanalyse erfolgte mit Methoden der deskriptiven und schließenden Statistik. Die deskriptiven Elemente der Auswertung, namentlich Zusammensetzung der Stichprobe bezüglich Geschlecht und Alter, wurden händisch ermittelt.

Die Daten der vorliegenden Thesis wurden mit dem Statistikprogramm SPSS (Statistical Package for Social Science) und Exel mit der freundlichen Unterstützung von Dr. Conevski ausgewertet. Bei Signifikanzprüfungen kam eine Irrtumswahrscheinlichkeit von $\alpha = 1\%$ zur Anwendung, das heißt mit p-Wert $< 0,01$ wurden als signifikant bewertet.

5.1.1. Hypothesenprüfung

Bei statistischen Verfahren werden ein Nullhypothese (H0) und eine Alternativhypothese (H1) aufgestellt, um zu untersuchen, ob ein bzw. kein Zusammenhang oder Unterschied zwischen Interventionen besteht. Die Nullhypothese sagt generell aus, dass kein Unterschied zwischen den zur Anwendung gekommen Verfahren besteht. Wohingegen die Alternativhypothese aus sagt, dass es einen gibt und dieser im Idealfall eine Signifikanz aufweist. Trifft nach der Überprüfung der Hypothese die Nullhypothese zu, bedeutet dies, dass eventuelle Unterschiede rein zufällig sind und nicht auf die Hypothese zurückzuführen sind. Ist das Ergebnis signifikant, dann ist die Alternativhypothese anzuwenden. Das Ergebnis ist überzufällig.

Im Falle von signifikanten Ergebnissen wird diese angegeben, indem die Irrtumswahrscheinlichkeit, der p- Wert, des Verfahrens vermerkt wird. Dieser p-Wert ist die komprimierteste Art eines statistischen Testergebnisses und zeigt auf, ob die Alternativhypothese angenommen werden kann. Wenn sich ein signifikanter Unterschied bei einem p-Wert von $< 0,05$ ergibt, was bedeutet, dass das getestete Ereignis bei mehr als 5% der untersuchten Population vorkommt, ist es überzufällig und die Nullhypothese daher abgelehnt werden kann. In der Medizinforschung ist ein p-Wert von 0,05 Standard. Es kann auch mit einer Wahrscheinlichkeit von $<1\%$ getestet werden, dann ist ein signifikantes Ergebnis ab einem p-Wert von $<0,01$ gegeben. In der vorliegenden Untersuchung wird - wie in der Medizinforschung - mit einem 5 % Niveau getestet. Ein Testergebnis gilt ab 0,05 als signifikant, ab 0,01 als hoch signifikant und ab 0,001 als höchst signifikant.

Das Konfidenzintervall gibt an, wie sicher man sein kann, dass die Ergebnisse der Studie auf die Gesamtheit der Bevölkerung übertragbar sind. Dieser wurde in der vorliegenden Studie auf 99% festgelegt, da dieses dem α = 1% Typ 1 Fehler Limit - resultierend aus dem Niveau der Irrtumswahrscheinlichkeit - entspricht (Müllner, 2005).

5.1.2. Angewandte statistische Tests

5.1.2.3. Der ungepaarte T-Test

Der ungepaarte T-Test dient dem Vergleich von zwei unabhängigen Gruppen kontinuier-licher Variablen bei zwei unterschiedlichen Gruppen. Aus statistischer Sicht sind diese als unabhängig zu betrachten. In der Studie wurde das Ausmaß der Gelenkbeweglich-keit des Kniegelenks, das Ergebnis der Knee- Society- Score und des WOMAC- Score verglichen.

Mit diesem parametrischen statistischen Testverfahren werden die Mittelwerte der Gruppen verglichen. Dieser Test ist bei kleiner Stichprobengröße (Thesis n=40) anzu-wenden und Werte annähernd der Normalverteilung folgen und die Standardabwei-chungen beider Gruppen in etwa gleich groß sind. Der ungepaarte T-Test ist ein p-Wert, der die Wahrscheinlichkeit angibt, eine Differenz der Mittelwerte zu beobachten, obwohl die Nullhypothese wahr ist. Die Nullhypothese besagt, dass kein Unterschied zwischen den Gruppen besteht. Liegt der errechnete p-Wert unter dem festgelegten Niveau von α = 5% kann die Nullhypothese zugunsten der Alternativhypothese verworfen werden und gilt als signifikant (Müllner, 2005).

5.1.2.4. Der gepaarte T-Test

Der gepaarte T-Test dient dem Vergleich von zwei gepaarten Messungen vor und nach einer Intervention. In dieser Arbeit wurden zwei Messungen vor dem Experiment und zwei nach der Durchführung vorgenommen. Dabei wird überprüft, ob sich die Mittelwerte der Gruppen A und B vor und nach der Intervention bzw. die Kontrollintervention sich signifikant voneinander unterscheiden. Das konventionelle Signifikanzniveau liegt bei α = 5 % (Müllner, 2005). Für dieses Studiendesign wurde ein α = 1 % angesetzt, was so-mit eine noch höhere Aussagekraft ergibt.

6. Ergebnisse und Hypothesenprüfung

6.1. Ergebnisse

Die Ergebnisse der Untersuchung werden im Folgenden deskriptiv dargestellt und mittels statistischer Verfahren zur Hypothesenprüfung ausgewertet. Tabellarische Darstellungen werden zu Veranschaulichung eingebaut.

6.1.2. Deskriptive Statistiken

Tabelle 01: Häufigkeitstabelle Geschlecht gesamt

	Häufigkeit	Prozent	Kumulierte Prozent
weiblich	29	72,5	72,5
männlich	11	27,5	100
gesamt	40	100	

Tabelle 02: Häufigkeitstabelle Geschlecht mit CPM

	Häufigkeit	Prozent	Kumulierte Prozent
weiblich	16	80	80
männlich	4	20	100
gesamt	20	100	

Tabelle 03: Häufigkeitstabelle Geschlecht ohne CPM

	Häufigkeit	Prozent	Kumulierte Prozent
weiblich	13	65	65
männlich	7	35	100
gesamt	20	100	

Tabelle 04: Häufigkeitstabelle Geschlecht mit Rückflächenersatz

	Häufigkeit	Prozent	Kumulierte Prozent
weiblich	16	84,16	84,16
männlich	3	15,78	100
gesamt	19	100	

Tabelle 05: Häufigkeitstabelle Geschlecht Rückflächenersatz mit CPM

	Häufigkeit	Prozent	Kumulierte Prozent
weiblich	10	90,9	90,9
männlich	1	9,1	100
gesamt	11	100	

Tabelle 06: Häufigkeitstabelle Geschlecht Rückflächenersatz ohne CPM

	Häufigkeit	Prozent	Kumulierte Prozent
weiblich	6	75	75
männlich	2	25	100
gesamt	8	100	

Tabelle 07: Deskriptive Statistik Alter gesamt

	Anzahl	Minimum	Maximum	Mittelwert	Stand.Abw.
Alter	40	50	83	67,7	9,07

Legende: Stand.Abw. = Standardabweichung

Tabelle 08: Deskriptive Statistik Alter gesamt mit CPM

	Anzahl	Minimum	Maximum	Mittelwert	Stand.Abw.
Alter	20	51	83	68	9,15

Legende: Stand.Abw. = Standardabweichung

Tabelle 09: Deskriptive Statistik Alter gesamt ohne CPM

	Anzahl	Minimum	Maximum	Mittelwert	Stand.Abw.
Alter	20	50	81	67,4	9,22

Legende: Stand.Abw. = Standardabweichung

Tabelle 10: Deskriptive Größe gesamt

	Anzahl	Minimum	Maximum	Mittelwert	Stand.Abw.
Größe	40	154	196	168,2	9,904

Legende: Stand.Abw. = Standardabweichung

Tabelle 11: Deskriptive Größe gesamt mit CPM

	Anzahl	Minimum	Maximum	Mittelwert	Stand.Abw.
Größe	20	154	182	165,6	8,457

Legende: Stand.Abw. = Standardabweichung

Tabelle 12: Deskriptive Größe gesamt ohne CPM

	Anzahl	Minimum	Maximum	Mittelwert	Stand.Abw.
Größe	20	155	196	170,7	10,78

Legende: Stand.Abw. = Standardabweichung

Tabelle 13: Deskriptive Gewicht gesamt

	Anzahl	Minimum	Maximum	Mittelwert	Stand.Abw.
Gewicht	40	55	137	84	18,8612

Legende: Stand.Abw. = Standardabweichung

Tabelle 14: Deskriptive Gewicht gesamt mit CPM

	Anzahl	Minimum	Maximum	Mittelwert	Stand.Abw.
Gewicht	20	56	107	85,65	15,9548

Legende: Stand.Abw. = Standardabweichung

Tabelle 15: Deskriptive Gewicht gesamt ohne CPM

	Anzahl	Minimum	Maximum	Mittelwert	Stand.Abw.
Gewicht	20	55	137	82,35	21,678

Legende: Stand.Abw. = Standardabweichung

Tabelle 16: Deskriptive BMI gesamt

	Anzahl	Minimum	Maximum	Mittelwert	Stand.Abw.
BMI	40	20,4	42,3	30	6,207

Legende: Stand.Abw. = Standardabweichung

Tabelle 17: Deskriptive BMI gesamt mit CPM

	Anzahl	Minimum	Maximum	Mittelwert	Stand.Abw.
BMI	20	22,06	42,06	31,32	6,078

Legende: Stand.Abw. = Standardabweichung

Tabelle 18: Deskriptive BMI gesamt ohne CPM

	Anzahl	Minimum	Maximum	Mittelwert	Stand.Abw.
BMI	40	20,4	42,3	28,5	6,19

Legende: Stand.Abw. = Standardabweichung

Tabelle 19: Deskriptive WOMAC präoperativ gesamt

	Anzahl	Minimum	Maximum	Mittelwert	Stand.Abw.
WOMAC	40	12	58	35,25	14,027

Legende: Stand.Abw. = Standardabweichung

Tabelle 20: Deskriptive WOMAC präoperativ mit CPM

	Anzahl	Minimum	Maximum	Mittelwert	Stand.Abw.
WOMAC	20	12	48	31,4	10,8356

Legende: Stand.Abw. = Standardabweichung

Tabelle 21: Deskriptive WOMAC präoperativ ohne CPM

	Anzahl	Minimum	Maximum	Mittelwert	Stand.Abw.
WOMAC	20	14	67	39,1	15,9766

Legende: Stand.Abw. = Standardabweichung

Tabelle 22: Deskriptive KSS präoperativ gesamt

	Anzahl	Minimum	Maximum	Mittelwert	Stand.Abw.
KSS	40	11	55	39,25	9,9325

Legende: Stand.Abw. = Standardabweichung

Tabelle 23: Deskriptive KSS präoperativ mit CPM

	Anzahl	Minimum	Maximum	Mittelwert	Stand.Abw.
KSS	20	11	55	35,85	12,4066

Legende: Stand.Abw. = Standardabweichung

Tabelle 24: Deskriptive KSS präoperativ ohne CPM

	Anzahl	Minimum	Maximum	Mittelwert	Stand.Abw.
KSS	20	28	48	42,65	4,9234

Legende: Stand.Abw. = Standardabweichung

Tabelle 25: Deskriptive WOMAC Folgeuntersuchung gesamt

	Anzahl	Minimum	Maximum	Mittelwert	Stand.Abw.
WOMAC	40	44	87	66.775	14,8263

Legende: Stand.Abw. = Standardabweichung

Tabelle 26: Deskriptive WOMAC Folgeuntersuchung mit CPM

	Anzahl	Minimum	Maximum	Mittelwert	Stand.Abw.
WOMAC	20	44	85	64,5	14,40212

Legende: Stand.Abw. = Standardabweichung

Tabelle 27: Deskriptive WOMAC Folgeuntersuchung ohne CPM

	Anzahl	Minimum	Maximum	Mittelwert	Stand.Abw.
WOMAC	20	44	87	69,05	15,2608

Legende: Stand.Abw. = Standardabweichung

Tabelle 28: Deskriptive KSS Folgeuntersuchung gesamt

	Anzahl	Minimum	Maximum	Mittelwert	Stand.Abw.
KSS	40	70	95	93.335	3,8722

Legende: Stand.Abw. = Standardabweichung

Tabelle 29: Deskriptive KSS Folgeuntersuchung mit CPM

	Anzahl	Minimum	Maximum	Mittelwert	Stand.Abw.
KSS	20	92	95	93,9	0.91191

Legende: Stand.Abw. = Standardabweichung

Tabelle 30: Deskriptive KSS Folgeuntersuchung ohne CPM

	Anzahl	Minimum	Maximum	Mittelwert	Stand.Abw.
KSS	20	70	95	92,75	5,4083

Legende: Stand.Abw. = Standardabweichung

Tabelle 31: Deskriptive Flexion präoperativ gesamt

	Anzahl	Minimum	Maximum	Mittelwert	Stand.Abw.
Flexion	40	90	130	102,5	8,91556

Legende: Stand.Abw. = Standardabweichung

Tabelle 32: Deskriptive Flexion präoperativ mit CPM

	Anzahl	Minimum	Maximum	Mittelwert	Stand.Abw.
Flexion	20	90	110	99,75	7,340407

Legende: Stand.Abw. = Standardabweichung

Tabelle 33: Deskriptive Flexion präoperativ 0hne CPM

	Anzahl	Minimum	Maximum	Mittelwert	Stand.Abw.
Flexion	20	90	130	105,25	9,662053

Legende: Stand.Abw. = Standardabweichung

Tabelle 34: Deskriptive Flexion Entlassung gesammt

	Anzahl	Minimum	Maximum	Mittelwert	Stand.Abw.
Flexion	40	100	120	109,25	6,155

Legende: Stand.Abw. = Standardabweichung

Tabelle 35: Deskriptive Flexion Entlassung mit CPM

	Anzahl	Minimum	Maximum	Mittelwert	Stand.Abw.
Flexion	20	110	120	111,5	5,871

Legende: Stand.Abw. = Standardabweichung

Tabelle 36: Deskriptive Flexion Entlassung ohne CPM

	Anzahl	Minimum	Maximum	Mittelwert	Stand.Abw.
Flexion	20	100	120	107	5,7124

Legende: Stand.Abw. = Standardabweichung

Tabelle 37: Deskriptive Flexion Folgeuntersuchung gesamt

	Anzahl	Minimum	Maximum	Mittelwert	Stand.Abw.
Flexion	40	110	130	120	5,547

Legende: Stand.Abw. = Standardabweichung

Tabelle 38: Deskriptive Flexion Folgeuntersuchung mit CPM

	Anzahl	Minimum	Maximum	Mittelwert	Stand.Abw.
Flexion	20	110	130	120,5	6,0480

Legende: Stand.Abw. = Standardabweichung

Tabelle 39: Deskriptive Flexion Folgeuntersuchung ohne CPM

	Anzahl	Minimum	Maximum	Mittelwert	Stand.Abw.
Flexion	20	110	130	119,5	5,10418

Legende: Stand.Abw. = Standardabweichung

6.2. Hypothesen zur Hauptfragestellung

Die 40 ProbandInnen der Studie wurden durch Stichtagsetzung in zwei Gruppen einge-
teilte. Beide Gruppen wurden vor und nach der Durchführung des zu untersuchenden
Einflussfaktors (Nachbehandlungsstandard mit oder ohne Motorschiene) mit Hilfe des
Standard Goniometer, dem WOMAC- Score und dem Knee- Society- Score untersucht.
Die mit dem Goniometer ermittelte Beweglichkeit wurde präoperativ, zur Entlassung und
zum sechs monatigem Follow-up erfasst. Der WOMAC- und Knee- Society- Score wurden präoperativ und zum sechs monatigem Follow-up erhoben.
Nun stellen sich folgende Fragen:
Gibt es einen Unterschied bezüglich der Beweglichkeit präoperativ bei der Entlassungs-
untersuchung und im sechs monatigem Follow-up (Ziff. 6.2.1 und 6.2.2)? Desweiteren
zeigen sich Unterschiede im WOMAC- sowie Knee- Society- Score von der präoperativen Erfassung zur sechs monatigem Folgeuntersuchung (Ziff. 6.2.3 und 6.2.4)?

6.2.1. Hypothese 1: Welche Unterschiede zeigen sich in den beiden Gruppen zu Entlassung im Bezug auf die Beweglichkeit?

Die Veränderung der Beweglichkeit wurde anhand der Goniometermessungen präope-
rativ und zur Entlassung ermittelt. Dabei wurde die Gelenkbeweglichkeit des Kniegelen-
kes in Gradzahlen erfasst.
Es kann erwartet werden, dass sich bei der Gruppe mit Motorschienenanwendung im
Vergleich zur Gruppe mit Motorschiene ohne stärkeren Veränderungen bezüglich der
Gelenkbeweglichkeit des Kniegelenkes zeigen. Daher stellt sich die Frage, ob es in der

Gruppe ohne Motorschiene zu einer gleichen Beweglichkeit kommt, wie in der Gruppe mit Motorschienenanwendung.

H1: Es gibt keinen statistischen signifikanten Unterschied zwischen PatientInnen nach einem endoprothetischen Kniegelenksersatz, die mit oder ohne Motorschiene und dem gleichen therapeutischen Nachbehandlungsstandard versorgt wurden.

H0: Es gibt einen statistischen signifikanten Unterschied, zwischen PatientInnen nach einem endoprothetischen Kniegelenksersatz, die mit oder ohne Motorschiene und dem gleichen therapeutischen Nachbehandlungsstandard versorgt wurden.

Tabelle 40: Deskriptive Statistik der Gradzahlen Veränderung des Kniegelenkes

	Gruppe	Anzahl	Mittelwert	Stand. Abw.	Mittl.Stand.Feh.
prööperativ	1	20	99,75	7,340407	1,64136
	2	20	105,25	9,662053	2,1605
Entlassung	1	20	111,5	5,871	1,31279551
	2	20	107	5,7124	1,277335

Legende: Stand. Abw.= Standardabweichung

Mittl.Stand.Feh.= Mittlerer Standard Fehler

Gruppe 1= mit CPM

Gruppe 2= ohne CPM

Tabelle 41: t-Test: Two-Sample Assuming Unequal Variances
alpha = 0,01

	Gruppe 1	Gruppe 2
Mean	111,5	107
Variance	34,47368	32,63158

Observations	20	20
Hypothesized Mean Difference	0	
df	38	
t Stat	2,456684	
P(T<=t) one-tail	0,009351	
t Critical one-tail	2,428568	
P(T<=t) two-tail	0,018703	
t Critical two-tail	2,711558	

Die Stichprobengröße von 40 PatientInnen, aufgeteilt in zwei Gruppen zu je 20 PatientInnen, erbrachte folgende Ergebnisse zum Zeitpunkt der Entlassung:

Der Mittelwert von Gruppe 1 beträgt 111,5° mit einer Standardabweichung von 5,871 und einem Mittleren Standard Fehler von 1,31279551.

Für Gruppe 2 beträgt 107° mit einer Standardabweichung von 5,7124 und einem Mittleren Standard Fehler von 1,277335. Die Differenz der Mittelwerte beträgt 4,5°.

Mit dem Ergebnis von t_{38}=2,711558 bei einem p= 0,018703 und dem angesetzten Signifikanzlevel von alpha= 0,01 ist H0 zugunsten von H1 abzulehnen.

Es gibt keinen signifikanten statistischen Unterschied.

6.2.2. Hypothese 2: Welche Unterschiede zeigen sich in den beiden Gruppen zur Folgeuntersuchung im Bezug auf die Beweglichkeit?

Die Veränderung der Beweglichkeit wurde anhand der Goniometermessungen präoperativ, zur Entlassung und zur Folgeuntersuchung ermittelt. Dabei wurde die Gelenkbeweglichkeit des Kniegelenkes in Gradzahlen erfasst.

Es kann erwartet werden, dass sich bei der Gruppe mit Motorschienenanwendung im Vergleich zur Gruppe ohne Motorschiene keine stärkeren Veränderungen bezüglich der Gelenkbeweglichkeit des Kniegelenkes zeigen. Daher stellt sich die Frage, ob es in der

Gruppe ohne Motorschiene zu einer gleichen Beweglichkeit kommt, wie in der Gruppe mit Motorschienenanwendung.

H1: Es gibt keinen statistischen signifikanten Unterschied, zwischen PatientInnen, nach einem endoprothetischen Kniegelenksersatz, die mit oder ohne Motorschiene und dem gleichen therapeutischen Nachbehandlungsstandard versorgt wurden.

H0: Es gibt einen statistischen signifikanten Unterschied, zwischen PatientInnen, nach einem endoprothetischen Kniegelenksersatz, die mit oder ohne Motorschiene und dem gleichen therapeutischen Nachbehandlungsstandard versorgt wurden.

Tabelle 42: Deskriptive Statistik der Gradzahlen Veränderung des Kniegelenkes

	Gruppe	Anzahl	Mittelwert	Stand. Abw.	Mittl.Stand.Feh.
Entlassung	1	20	111,5	5,871	1,31279551
	2	20	107	5,7124	1,277335
Folgeuntersuchung	1	20	120,5	6,0480	1,35103
	2	20	119,5	5,10418	1,1413294

Legende: Stand. Abw.= Standardabweichung

      Mittl.Stand.Feh.= Mittlerer Standard Fehler

      Gruppe 1= mit CPM

      Gruppe 2= ohne CPM

Tabelle 43: t-Test: Two-Sample Assuming Unequal Variances
alpha = 0,01

	Gruppe 1	Gruppe 2
Mean	120,5	119,5
Variance	36,57895	26,05263

Observations	20	20
Hypothesized Mean Difference	0	
df	38	
t Stat	0,565091	
P(T<=t) one-tail	0,287711	
t Critical one-tail	2,431447	
P(T<=t) two-tail	0,575423	
t Critical two-tail	2,715409	

Die Stichprobengröße von 40 PatientInnen, aufgeteilt in zwei Gruppen zu je 20 Patientinnen erbrachte folgende Ergebnisse zum Zeitpunkt der Folgeuntersuchung. Der Mittelwert von Gruppe 1 beträgt 120,5° mit einer Standardabweichung von 6,0480 und einem Mittleren Standard Fehler von 1,35103.

Für Gruppe 2 beträgt der Mittelwert 119.5° mit einer Standardabweichung von 5,10418 und einem Mittleren Standard Fehler von 1,1413294. Die Differenz der Mittelwerte beträgt 1°.

Mit dem Ergebnis von t_{38}=2,715409 bei einem p= 0,575423 und dem angesetzten Signifikanzlevel von alpha= 0,01 ist H0 zugunsten von H1 abzulehnen.

Es gibt keinen signifikanten statistischen Unterschied.

6.2.3. Hypothese 3: Welche Unterschiede zeigen sich in den beiden Gruppen zur Folgeuntersuchung im Bezug auf den WOMAC- Score?

Die subjektiven Veränderungen die sich auf Schmerz, Steifigkeit und auf Situationen des alltäglichen Lebens beziehen, werden mit Hilfe des WOMAC- Score erfasst. Er wird erstmals präoperativ erfasst und ein zweites Mal zur Folgeuntersuchung.

Es kann erwartet werden, dass sich bei der Gruppe mit Motorschienenanwendung im Vergleich zur Gruppe ohne Motorschiene keine stärkeren Veränderungen bezüglich des WOMAC- Score zeigen. Daher stellt sich die Frage, ob es in der Gruppe ohne Motorschiene zu einer gleichen Bewertung kommt, wie in der Gruppe mit Motorschienenanwendung.

H1: Es gibt keinen statistischen signifikanten Unterschied, zwischen PatientInnen nach einem endoprothetischen Kniegelenksersatz, die mit oder ohne Motorschiene und dem gleichen therapeutischen Nachbehandlungsstandard versorgt wurden.

H0: Es gibt einen statistischen signifikanten Unterschied, zwischen PatientInnen nach einem endoprothetischen Kniegelenksersatz, die mit oder ohne Motorschiene und dem gleichen therapeutischen Nachbehandlungsstandard versorgt wurden.

Tabelle 44: Deskriptive Statistik der Veränderung des WOMAC- Score

	Gruppe	Anzahl	Mittelwert	Stand. Abw.	Mittl.Stand.Feh.
Präoperativ	1	20	31,4	10,8356	2,422914
	2	20	39,1	15,9766	3,572476
Folgeuntersuchung	1	20	64,5	14,40212	3,220412
	2	20	69,05	15,2608	3,412486

Legende: Stand. Abw.= Standardabweichung

        Mittl.Stand.Feh.= Mittlerer Standard Fehler

        Gruppe 1= mit CPM

        Gruppe 2= ohne CPM

Tabelle 45: t-Test: Two-Sample Assuming Unequal Variances
alpha = 0,01

	WOMAC FU mit CPM	WOMAC FU ohne CPM
Mean	64,5	69,05
Variance	207,4210526	232,8921053
Observations	20	20

Hypothesized Mean Difference	0
df	38
t Stat	-0,969718236
P(T<=t) one-tail	0,169159517
t Critical one-tail	2,428567627
P(T<=t) two-tail	0,338319035
t Critical two-tail	2,71

Die Stichprobengröße von 40 PatientInnen, aufgeteilt in zwei Gruppen zu je 20 PatientInnen erbrachte zum Zeitpunkt der Entlassung die folgenden Ergebnisse. Der Mittelwert von Gruppe 1 beträgt 64,5 mit einer Standardabweichung von 14,40212 und einem Mittleren Standard Fehler von 3,220412.

Für Gruppe 2 beträgt der Mittelwert 69,05 mit einer Standardabweichung von 14,40212 und einem Mittleren Standard Fehler von 3,412486. Die Differenz der Mittelwerte beträgt mithin 4,505.

Mit dem Ergebnis von t_{38}=2,71 bei einem p=0,338319035 und dem angesetzten Signifikanzlevel von alpha= 0,01 ist H0 zugunsten von H1 abzulehnen.

Es gibt keinen signifikanten statistischen Unterschied.

6.2.4. Hypothese 4: Welche Unterschiede zeigen sich in den beiden Gruppen zur Folgeuntersuchung im Bezug auf den Knee- Society- Score.

Mit Hilfe des Knee- Society- Score werden klinische Parameter wie Beweglichkeit, Beinachse und Stabilität und subjektiven Veränderungen - wie Situationen des alltäglichen Lebens - erfasst. Er wird erstmals präoperativ erfasst und ein zweites Mal zur Folgeuntersuchung.

Es kann erwartet werden, dass sich bei der Gruppe mit Motorschienenanwendung im Vergleich zur Gruppe ohne Motorschiene keine stärkeren Veränderungen bezüglich des Knee-Society- Score zeigen. Daher stellt sich die Frage, ob es in der Gruppe ohne Motorschiene zu einer gleichen Bewertung kommt, wie in der Gruppe mit Motorschienenanwendung.

H1: Es gibt keinen statistischen signifikanten Unterschied, zwischen PatientInnen nach einem endoprothetischen Kniegelenksersatz, die mit oder ohne Motorschiene und dem gleichen therapeutischen Nachbehandlungsstandard versorgt wurden.

H0: Es gibt einen statistischen signifikanten Unterschied, zwischen PatientInnen nach einem endoprothetischen Kniegelenksersatz, die mit oder ohne Motorschiene und dem gleichen therapeutischen Nachbehandlungsstandard versorgt wurden.

Tabelle 46: Deskriptive Statistik der Veränderung des Knee- Society- Score

	Gruppe	Anzahl	Mittelwert	Stand. Abw.	Mittl.Stand.Feh.
Präoperativ	1	20	35,85	12,4066	2,7742
	2	20	42,65	4,9234	1,10091
Folgeuntersuchung	1	20	93,9	3,8722	0,86585
	2	20	92,75	0.91191	0,203927

Legende: Stand. Abw.= Standardabweichung

       Mittl.Stand.Feh.= Mittlerer Standard Fehler

       Gruppe 1= mit CPM

       Gruppe 2= ohne CPM

Tabelle 47: t-Test: Two-Sample Assuming Unequal Variances

alpha = 0,01

	KSS FU mit CPM	KSS FU ohne CPM
Mean	93,9	92,75
Variance	0,831578947	29,25
Observations	20	20
Hypothesized Mean Difference	0	
df	38	
t Stat	0,937696995	
P(T<=t) one-tail	0,179793374	
t Critical one-tail	2,527977001	
P(T<=t) two-tail	0,359586748	
t Critical two-tail	2,845339707	

Die Stichprobengröße von 40 PatientInnen, aufgeteilt in zwei Gruppen zu je 20 PatientInnen erbrachte zum Zeitpunkt der Entlassung folgende Ergebnisse. Der Mittelwert von Gruppe 1 beträgt 93.335 mit einer Standardabweichung von 3,8722 und einem Mittleren Standard Fehler von 0,86585.

Für Gruppe 2 beträgt der Mittelwert 93,9 mit einer Standardabweichung von 0.91191 und einem Mittleren Standard Fehler von 0,203927. Die Differenz der Mittelwerte beträgt somit 1,15.

Mit dem Ergebnis von t_{38}=2,845339707 bei einem p=0,359586748 und dem angesetzten Signifikanzlevel von alpha= 0,01 ist H0 zugunsten von H1 abzulehnen.

Es gibt keinen signifikanten statistischen Unterschied.

7. Diskussion

7.1. Methodendiskussion

Im nachfolgenden Abschnitt werden die Probandenauswahl, die Studiendurchführung, die Fragebögen und Messinstrumente analysiert und diskutiert.

7.1.1. Probandenauswahl

Das Ziel der experimentellen Studie war es, nachzuweisen, dass die rein manuelle Behandlung nach endoprothetischem Kniegelenksersatz, der Behandlung mit ergänzender Motorschienenanwendung nicht unterlegen, sondern vielmehr gleichwertig ist. Die Rekrutierung der Probanden erfolgte in der Sprechstunde und entsprechender Indikationsstellung, für den entsprechenden Prothesentyp und das Operationsverfahren durch den Arzt in der Klinik. Die Patienten wurden durch den Arzt aufgeklärt und willigten schriftlich ein. Um die Patienten in zwei Gruppen - zu je 20 - einteilen zu können, wurde ein Stichtag festgelegt. Alle Patienten die vor dem Stichtag operiert wurden, erhielten im Rahmen der Nachbehandlung die zusätzliche Motorschienenversorgung. Die Patienten nach dem Stichtag erhielten eine rein manuelle Nachbehandlung. Im Zuge der Rekrutierung wurde das Bewegungsausmaß, der WOMAC- Score und der Knee- Society- Score erfasst.

Wie bereits dargestellt, ist die Gonarthrose die häufigste Arthrose der Extremitätengelenke. Nach Felson und Zhang (1998) beträgt die Prävalenz klinisch symptomatischer Arthrosen am Knie ca. 6. Die Inzidenz der Arthrose nimmt mit dem Alter zu und ist bei der Gonarthrose der Frauen über 50 Jahren höher als bei Männern (Swoboda et al. 1998, Swoboda 2001). Die Inzidenzrate klinisch symptomatischer und radiologisch gesicherter Arthrosen liegt beim Knie bei ca. 240/100.000 und bei der Hüfte bei ca. 88/100.000 und bei der Hand bei 100/100.000 (Oliviera et al. 1995).

Von den ausgewählten 40 PatientInnen der Studie waren 29 Frauen und 11 Männer. Dies entspricht einem Frauenanteil von 72,5 % zu einem 27,5 % Männeranteil, was bedeutet, dass eine Verschiebung der Population zum weiblichen Teil hin entsteht. In der Patientengruppe die rein manuell nachbehandelt wurde, waren 13 Frauen und 7 Männer beteiligt. Es ergibt sich für diese Gruppe ein Verhältnis von 65% Frauen zu 35% Männern. In der Patientengruppe mit Motorschienenanwendung in der Nachbehandlung gab es 16 Frauen und 4 Männer. Dies entspricht somit einer prozentualen Häufigkeit von 80% Frauen und 20% Männern.

Die Population der Studie ist im arithmetischen Mittel 67,7 Jahre alt. Die Spannweite der Altersverteilung reicht von 50 bis 83 Jahren. Die Standardabweichung liegt bei 9,07 Jahren. Somit liegt die Population im mittleren bis höherem Erwachsenenalter (R. Oerter, L. Montada (Hrsg.): Entwicklungspsychologie. Beltz, Weinheim 2002).

Das arithmetische Mittel für das Alter liegt in der Gruppe mit Motorschiene bei 68 Jahren, mit einer Alterspanne von 51 bis 83 Jahren. Die Standardabweichung beträgt somit 9,15 Jahre. In der Gruppe ohne Motorschiene liegt das arithmetische Mittel für das Alter bei 67,4 Jahren, mit einer Standardabweichung von 9,22 Jahren. Die Alterspanne reicht von 50 bis 81 Jahren.

Die Population war im arithmetischen Mittel 168,2 cm groß. Die Standardabweichung beträgt 9,904 cm. Das Maximum lag bei 196 cm und das Minimum bei 154 cm Körpergröße. Für die Gruppe mit Motorschiene beträgt das arithmetische Mittel 165,6 cm, wobei die Spanne der Körpergröße von 154 cm bis 182 cm reicht. Die Standardabweichung beträgt 8,457 cm. Für die Gruppe ohne Motorschiene beträgt das arithmetische Mittel der Körpergröße 170,7 cm, mit einer Standardabweichung von 10,78 cm. Die Spanne reicht hier von 155 cm bis 196 cm Körpergröße.

Das Gewicht der Population hat einen arithmetischen Mittelwert von 84 kg. Die Die Standardabweichung beträgt 18,8612 kg. Das Minimum beträgt 55 kg und das Maximum 137 kg.

Das arithmetische Mittel für das Gewicht der Gruppe mit Motorschiene ist 85,65 kg. Die Die Standardabweichung beträgt 15,95 kg. Die Spanne für das Gewicht reicht von 56 kg bis hin zu 107 kg.

Für die Gruppe die ohne Motorschiene versorgt wurde, liegt das arithmetische Mittel bei 82,35 kg. Die Standardabweichung beträgt 21,678 kg. Die Gewichtsspanne reicht hier von 55kg bis 137 kg.

Das arithmetische Mittel für den BMI der Population liegt bei 30. Die Die Standardabweichung beträgt 6,207. Der geringste Wert liegt bei 20,4 und der Höchstwert bei 42,3. Die Population befindet sich mit diesem Wert auf der Grenz vom Übergewicht zum Adipositas Grad I (Bundeszentrale für gesundheitliche Aufklärung).

In der Gruppe Patienten die mit der Motorschiene versorgt wurden, ist das arithmetische Mittel 31,32, das Minimum liegt bei 22,06 und das Maximum bei 42,06. Die Standardabweichung beträgt 6,078.

Für die Gruppe ohne Motorschiene beträgt das arithmetische Mittel 28,5, der geringste Wert liegt bei 20,4 und der Höchstwert bei 42,3. Die Standardabweichung beträgt 6,19.

Der arithmetische Mittelwert für die Population für den präoperativen WOMAC- Score ist 35,25. Er spannt sich von 12 im Minimum bis 58 im Maximum. Die Standardabweichung beträgt 14,027.

Für Motorschienengruppe liegt das arithmetische Mittel bei 31,4. Der geringste Wert liegt bei 12 und der höchste bei 48. Die Standardabweichung beträgt 10,8356.

Die Gruppe ohne Motorschiene liegt im arithmetischen Mittel bei 39,1. Hier beträgt der unterste Wert 14 und der höchste 67. Die Standardabweichung liegt mithin bei 15,9766.

Sowohl die gesamte Population als auch die beiden einzelnen Gruppen erreichen Werte zwischen 30 und 40 von 240 möglichen Punkten, was noch ein gutes Ergebnis ist, jedoch schon Einschränkungen, Steifigkeit und Schmerz in gewissen Maße beinhaltete.

Bei der Erfassung des präoperativen Knee- Society- Score ergab sich ein arithmetisches Mittel der Population von 39,25. Die Spanne reicht von 11 bis 55. Die Standardabweichung beträgt 9,9325. Die Population erreicht somit ein „schlecht" in der Bewertung (Reference for score: Insall JN, Dorr LD, Scott RD, Scott WN. Rationale of the Knee Society clinical rating system. Clin Orthop Relat Res. 1989 Nov;(248):13-4. Reference for Grading: Asif S , Choon DS . Midterm results of cemented Press Fit Condylar Sigma total knee arthroplasty system. J Orthop Surg (Hong Kong). 2005 Dec;13(3):280-4.).

Das arithmetische Mittel für den präoperativen Knee- Society- Score der Gruppe mit Motorschiene ist 35,85. Die Spanne reicht von 11 bis hin zu 55. Die Standardabweichung beträgt 12,4066.

Für die Gruppe die ohne Motorschiene versorgt wurde, liegt das arithmetische Mittel bei 42,65. Die Spanne reicht hier von 28 bis 48. Die Standardabweichung beträgt 4,9234.

Die Mittelwerte beider Gruppen liegen unter 60. Somit sind beide Gruppen mit „schlecht" zu bewerten (Reference for score: Insall JN, Dorr LD, Scott RD, Scott WN. Rationale of the Knee Society clinical rating system. Clin Orthop Relat Res. 1989 Nov;(248):13-4.; Reference for Grading: Asif S , Choon DS . Midterm results of cemented Press Fit Condylar Sigma total knee arthroplasty system. J Orthop Surg (Hong Kong). 2005 Dec;13(3):280-4.)

Für die Folgeuntersuchung zeigt sich für den WOMAC- Score ein arithmetisches Mittel für die Population von 66,775 mit einer Spanne von 44 bis 87. Die Standardabweichung beträgt 14,8263.

Für die Motorschienengruppe liegt das arithmetische Mittel bei 64,5, wobei der geringste Wert bei 44 liegt und der höchste Wert bei 85. Die Standardabweichung beträgt 14,40212. Die Gruppe ohne Motorschiene liegt im arithmetischen Mittel bei 69,05, hier beträgt der unterste Wert 44 und der höchste 87. Die Standardabweichung beträgt 15,2608. Sowohl die gesamte Population als auch die beiden einzelnen Gruppen erreichen Werte zwischen 60 und 470 von 240 möglichen Punkten, was mithin noch deutliche Einschränkungen, Steifigkeit und Schmerz beinhaltet. Es ist jedoch zu erkennen, dass eine homogene Entwicklung zu Grunde liegt.

Bei der Erfassung des Knee- Society- Score zur Folgeuntersuchung ergab sich ein arithmetisches Mittel der Population von 93,335. Die Standardabweichung beträgt 3,8722. Die Spanne reicht von 70 bis 95. Somit ist die Population nach dem Ergebnis der Folgeuntersuchung mit „exzellent" zu bewerten (Reference for score: Insall JN, Dorr LD, Scott RD, Scott WN. Rationale of the Knee Society clinical rating system. Clin Orthop Relat Res. 1989 Nov;(248):13-4.; Reference for Grading: Asif S , Choon DS . Midterm results of cemented Press Fit Condylar Sigma total knee arthroplasty system. J Orthop Surg (Hong Kong). 2005 Dec;13(3):280-4.).

Das arithmetische Mittel für den Knee- Society- Score der Gruppe mit Motorschiene ist 93,9. Die Spanne reicht von 92 bis hin zu 95. Die Standardabweichung beträgt 0,91191. Für die Gruppe die ohne Motorschiene versorgt wurde, liegt das arithmetische Mittel bei 92,75. Die Standardabweichung beträgt 5,4083. Die Spanne reicht hier von 70 bis 95. Anhand der Mittelwerte sind beide Gruppen mit dem Ergebnis „exzellent" zu bewerten (Reference for score: Insall JN, Dorr LD, Scott RD, Scott WN. Rationale of the Knee Society clinical rating system. Clin Orthop Relat Res. 1989 Nov;(248):13-4.; Reference for Grading: Asif S , Choon DS . Midterm results of cemented Press Fit Condylar Sigma total knee arthroplasty system. J Orthop Surg (Hong Kong). 2005 Dec;13(3):280-4.).

Für die präoperative erfasste Flexion ist das arithmetische Mittel der Population 102,5°. Das Minimum liegt hier bei 90° und das Maximum bei 130°. Die Standardabweichung beträgt 8,91556. Mit dem Mittelwert von 102,5° liegt die Population 17,5° unter dem unteren Grenzwert, der für die normale Beweglichkeit angegeben ist und weißt somit deutliche Bewegungseinschränkungen auf   (K.-D. Thomann et al.: *Orthopädisch-unfallchirurgische Begutachtung - Praxis der klinischen Begutachtung*. Elsevier, Amsterdam 2008).

Für die PatientInnen mit Motorschienenanwendungen liegt das arithmetische Mittel bei 99,75° und die Spanne reicht von 90° bis 110°. Die Standardabweichung beträgt 7,340407.

Für die PatientInnen ohne Motorschienenanwendungen liegt das arithmetische Mittel bei 105,25° und die Spanne geht von 90° bis 130°. Die Standardabweichung beträgt 9,662053. Es liegen beide Patientengruppen unterhalb der normalen Beweglich. Sie sind auch - auf das arithmetische Mittel bezogen - beide deutlich in Richtung Flexion eingeschränkt (K.-D. Thomann et al.: Orthopädisch-unfallchirurgische Begutachtung - Praxis der klinischen Begutachtung. Elsevier, Amsterdam 2008).

Zur Entlassung beträgt das arithmetische Mittel der Population 109,25°. Die Standardabweichung beträgt 6,155. Der geringste Wert liegt bei 100° und der Höchstwert beträgt 120°. Zur Entlassung verbesserte sich die Beweglichkeit der Population im arithmetischen Mittel um 6,75°, liegt jedoch noch unterhalb der als normale Beweglichkeit angegebenen Grenze. Die Flexion ist somit noch als eingeschränkt zu bewerten (K.-D. Thomann et al.: Orthopädisch-unfallchirurgische Begutachtung - Praxis der klinischen Begutachtung. Elsevier, Amsterdam 2008).

Für die Motorschienengruppe ist das arithmetische Mittel 111,5°. Die Spanne reicht von 110° bis 120°. Die Standardabweichung beträgt 5,871.

Das arithmetische Mittel der Gruppe ohne Motorschiene beträgt 107°. Die Standardabweichung beträgt 5,7124. Der niedrigste Wert liegt bei 100°, der höchste Wert bei 120°. In den Patientengruppen kam es folglich zu einer Verbesserung der Flexion zur Entlassung. Im arithmetische Mittel, um 11,75° bei der Motorschienengruppe und um 1,75° bei der Gruppe ohne Motorschiene. Beide Gruppen waren jedoch noch immer in ihrer Flexion eingeschränkt (K.-D. Thomann et al.: Orthopädisch-unfallchirurgische Begutachtung - Praxis der klinischen Begutachtung. Elsevier, Amsterdam 2008).

Bei der Folgeuntersuchung ergab sich ein arithmetisches Mittel der Flexion für die Population von 120°. Die Standardabweichung beträgt 5,547. Die Spanne reicht von 110° bis 130°. Die Flexion der Population verbesserte sich demnach. Auf das arithmetische Mittel bezogen von der Entlassung zur Folgeuntersuchung um 18°. Die Population hat somit die normale Beweglichkeit erlangt (K.-D. Thomann et al.: Orthopädisch-unfallchirurgische Begutachtung - Praxis der klinischen Begutachtung. Elsevier, Amsterdam 2008).

Für die Patientengruppe mit Motorschienenanwendung liegt das arithmetische Mittel bei 120,5°, der unterste Wert bei 110° und der Oberwert bei 130°. Die Standardabweichung beträgt 6,0480.

Die Gruppe ohne Motorschiene hat ein arithmetisches Mittel von 119,5°. Die Spanne reicht hier von 110° bis 130°. Die Standardabweichung beträgt 5,10418. Von der Entlassung zur Folgeuntersuchung verbesserte sich die Motorschienengruppe, im arithmetischen Mittel, um 9° und die Gruppe ohne Motorschiene um 12,5°. Beide Gruppen erlangen somit wieder das Maß der normalen Beweglichkeit (K.-D. Thomann et al.: Orthopädisch-unfallchirurgische Begutachtung - Praxis der klinischen Begutachtung. Elsevier, Amsterdam 2008).

7.1.2. Studiendurchführung

Die Studie wurde in Form einer experimentellen Forschung in der Paracelsus Klinik Langenhagen durchgeführt. Mit Rücksprache des Operateurs wurden der Nachbehandlungsstandard sowie der Stichtag festgelegt. Alle PatientInnen wurden entsprechend dem - in Kapitel 4.5.2. - beschriebenen Standard und ihrer Gruppenzuteilung nachbehandelt. Da nicht alle Behandlungen durch einen Therapeuten durchgeführt werden konnten, wurde das gesamte Therapeutenteam instruiert, um Abweichungen im Behandlungsverlauf auszuschließen. Nichtsdestotrotz kann es auf Grund der individuellen Vorgehensweise zu geringen Abweichungen kommen. Hinzu kommt, dass auch die „Compliance" und der Allgemeinzustand des Patienten zum Abweichen vom Standard führen können. Auch Faktoren, wie:

schlechte oder unzureichende Nachsorge in der Anschlussheilbehandlung, unzureichende eigene Aktivität des Patienten, die unterschiedlichen anatomischen Dispositionen der Patienten, unterschiedlichen Reaktionen der Patienten auf die verschiedenen Interventionen, Dosierung der Schmerzmedikation, Beeinträchtigung benachbarter Gelenke, der Wirbelsäule und des Nervensystems, Systemerkrankungen der PatientInnen und die Anlage und Anwendung der Motorschiene, wie ungenaues anlegen der Motorschiene, zu intensives bzw. zu unterschwelliges anlegen, können zu Abweichungen vom geplanten Standard führen und somit auch zu einer Beeinflussung des Ergebnis führen.

Die Erfassung der relevanten Parameter wie Beweglichkeit, WOMAC- Score und Knee-Society- Score wurde immer durch die gleiche Person getätigt.

Experimentelle Methoden haben viele Vorteile, insbesondere wenn es darum geht, den Nachweis für die Wirksamkeit von Maßnahmen zu erbringen. Jedoch gibt es auch einige Kritikpunkte an diesem Design. Es berücksichtigt die Wirklichkeit nur unvollkommen, da nur ein geringer Teil des Menschen, seines Verhalten und der aktuellen Situation betrachtet wird. Daher geben Experimente die Wirksamkeit leicht verzerrt wieder (Hanna Mayer, Erik van Hilten; Einführung in die Physiotherapieforschung; Facultas Verlag; 2007).

Auch kann die Tatsache, dass die Teilnehmer wissen, dass sie im Mittelpunkt einer Untersuchung stehen, die Ergebnisse und den Verlauf beeinflussen. Die Personen verhalten sich möglicherweise anders oder beantworten Fragen gegebenenfalls anders. Man nennt dies den Hawthrone- Effekt (Polit/ Hungler 2004).

7.1.3. Die Messinstrumente/ Goniometer

Mit dem Standardgoniometer wurden bei allen PatientInnen präoperativ, zur Verlaufdokumentation, zur Entlassung und zu den Folgeuntersuchungen das Bewegungsausmaß erfasst und dokumentiert.

Die Reliabilität der Goniometermessung am Ellenbogengelenk wurde von Armstrong et al. (1988) und von Rothstein et al. (1983) als sehr gut angegeben (Intraclass Correlation Coeffizienten: ICC 0,99 für Extension und 0,96 für Flexion). Petherick et al. (1988) verglich ein Standardgoniometer mit einen Hydrometer und Röntgenaufnahmemessungen bei Gelenkmessungen von Knie und Ellenbogen. Das Standardgoniometer wies hier nur eine moderate Validität auf. Im Buch *„Assessments in der muskuloskeletalen Rehabilitation"* wird das Goniometer für den Befund und die Ergebnis- und Verlaufsmessungen empfohlen (Oesch et al. , 2007).

7.1.4. Der Fragebogen WOMAC/ Knee- Society- Score

Der WOMAC- Score:

Der WOMAC- Score wurde bei den PatientInnen erstmalig präoperative aufgenommen und ein weiteres Mal zur sechs monatigen Folgeuntersuchung. Der WOMAC Score wurde in mehreren Studien hinsichtlich Validität, Reliabilität und „Responsiveness" (Änderungssensitivität) für gut befunden. In einer Studie aus dem Jahr 1999 beschrieb Roos et al. die Reliabilität der drei Dimensionen Schmerz, Gelenkssteifigkeit und Funktion mit einem Koeffizienten von 0,74, 0,58, und 0,92. Das ergibt ein Mittel von 0,75. Ab einem Koeffizienten von 0,75 ist die Reliabilität als „exzellent" anzusehen. Mögliche Schwierigkeiten bestehen bei frisch an Knie oder Hüfte operierten PatientInnen, welche eine eingeschränkte Mobilität und Belastbarkeit aufweisen. Diese PatientInnen können beispielsweise Fragen zu den Haushaltstätigkeiten und zum Einkaufen nicht zuverlässig beantworten. (Roos EM, Klässbo M, Lohmander LS. WOMAC Osteoarthritis Index: Reliability, validity, and responsiveness in patients with arthroscopically assessed osteoarthritis. Scandinavian Journal of Rheumatology 1999;28(4):210-215) (Tal A. Assessment: WOMAC. Physiopraxis 2007;6:36-37)

Der Knee- Society- Score:

Der Knee- Society- Score wurde, wie auch bereits der WOMAC- Score, erstmalig präoperativ und ein weiteres Mal zur sechs monatigen Folgeuntersuchung erfasst.

In einer groß angelegten Studie mit 697 PatientInnen, welche eine Knietotalendoprothese erhielten, fand man heraus, dass die Validität des Knee Society Scores adäquat, die Korrelation zwischen den einzelnen Fragestellungen allerdings schlecht war. (The Knee Scociety. Available at: http://www.kneesociety.org/web/aboutus.html. Accessed 04/03, 2012) (Insall JN, Dorr LD, Scott RD, Scott NW. Rationale of The Knee Society Clinical Rating System. Clin Orthop Relat Res 1989;248:13-14)

7.2. Ergebnisdiskussion

Die nachfolgende Ergebnisdiskussion soll dazu dienen, die erhobenen und ausgewerteten Daten zu reflektieren.

Zu Beginn erfolgt ein Vergleich der Studienpopulation mit den Daten eines demographischen Reports aus 2013, der durch die Bertelsmann Stiftung in Auftrag gegeben wurde. In diesem werden sowohl die Daten deutscher Endoprothesen-PatientInnen und die internationale Erhebung präsentiert.

Wie bereits dargestellt, waren von den 40 PatientInnen der Studie 29 Frauen und 11 Männer. Dies entspricht einem 72,5 % Frauen- zu einem 27,5 % Männeranteil. Dies bedeutet, dass eine Verschiebung der Population zum weiblichen Teil hin entsteht. In der Patientengruppe die rein manuell nachbehandelt wurde, waren 13 Frauen und 7 Männer. Es ergibt sich für die Gruppe ein Verhältnis von 65% Frauen und 35% Männern. In der Patientengruppe mit Motorschienenanwendung in der Nachbehandlung gab es 16 Frauen und 4 Männer. Es ergibt sich somit eine prozentuale Häufigkeit von 80% Frauen zu 20% Männern.

Die Population der Studie ist im arithmetischen Mittel 67,7 Jahre alt. Die Spannweite der Altersverteilung reicht von 50 bis 83 Jahren und die Standardabweichung beträgt 9,07 Jahre. Somit liegt die Population im mittleren bis höherem Erwachsenenalter (R. Oerter, L. Montada (Hrsg.): Entwicklungspsychologie. Beltz, Weinheim 2002). Diese deskriptiven Daten decken sich mit einem von der Bertelsmann Stiftung in Auftrag gegebenen Report aus 2013, indem die Daten aller AOK-Versicherten zur Verfügung gestellt wurden. Mit circa 35% aller gesetzlich versicherten PatientInnen stellt diese Population (57490 PatientInnen in 2011) eine ausreichend große Stichprobe dar. In diesem Report liegt der Implantionsgipfel in der siebten und darauf folgend in der sechsten Dekade. Die Geschlechterverteilung lag bei Zweidrittel Frauen zu einem Drittel Männer.

Im internationalen Vergleich deckt sich der Altersgipfel. Jedoch nicht die Geschlechterverteilung - mit der Ausnahmen des schwedischen Registers für Endoprothesen von 2011. Laut des norwegischen Registers (2009) wurden doppelt so viele Frauen wie Männer operiert. In England, Wales und Australien hielt sich die Geschlechterverteilung etwa im Gleichgewischt.

Laut aktuellem OECD- Report liegt Deutschland mit 213 Knieendoprothesen auf 100000 Einwohner an der Spitze. Die Steigerungsrate betrug 8,6% in den Jahren von 2005 bis 2011. Im europäischen Vergleich ist diese Steigerung jedoch als gering zu verzeichnen. In Dänemark hat sich die Rate der Knieendoprothetik von 2003 bis 2010 verdreifacht, in Spanien verdoppelt und in Frankreich sogar um 60% erhöht.

Im Folgenden wird betrachtet, ob die gestellten Hypothesen mit Hilfe der vorliegenden Arbeit beantwortet worden sind. Die Hypothesen waren:

Hypothese 1: Welche Unterschiede zeigen sich in den beiden Gruppen zu Entlassung im Bezug auf die Beweglichkeit.

Hypothese 2: Welche Unterschiede zeigen sich in den beiden Gruppen zur Folgeuntersuchung im Bezug auf die Beweglichkeit.

Hypothese 3: Welche Unterschiede zeigen sich in den beiden Gruppen zur Folgeuntersuchung im Bezug auf den WOMAC- Score.

Hypothese 4: Welche Unterschiede zeigen sich in den beiden Gruppen zur Folgeuntersuchung im Bezug auf den Knee- Society- Score.

Hypothese 1 wurde mit dem T-Test für unabhängige Stichproben auf Signifikanz hin überprüft. Mit dem Ergebnis von t_{38}=2,711558 bei einem p= 0,018703 und dem angesetzten Signifikanzlevel von alpha= 0,01 ist H0 zugunsten von H1 abzulehnen. Es gibt keinen signifikanten statistischen Unterschied im Bezug auf die Beweglichkeit zum Zeitpunkt der Entlassung.

Hypothese 2 wurde mit dem T-Test für unabhängige Stichproben auf Signifikanz hin überprüft. Mit dem Ergebnis von t_{38}=2,715409 bei einem p= 0,575423 und dem angesetzten Signifikanzlevel von alpha= 0,01 ist H0 zugunsten von H1 abzulehnen. Es gibt keinen signifikanten statistischen Unterschied im Bezug auf die Beweglichkeit zum Zeitpunkt der Folgeuntersuchung.

Hypothese 3 wurde mit dem T-Test für unabhängige Stichproben auf Signifikanz hin überprüft. Mit dem Ergebnis von t_{38}=2,71 bei einem p=0,338319035 und dem angesetzten Signifikanzlevel von alpha= 0,01 ist H0 zugunsten von H1 abzulehnen. Es gibt keinen signifikanten statistischen Unterschied im Bezug auf den WOMAC- Score zum Zeitpunkt der Folgeuntersuchung.

Hypothese 4 wurde mit dem T-Test für unabhängige Stichproben auf Signifikanz überprüft. Mit dem Ergebnis von t_{38}=2,845339707 bei einem p=0,359586748 und dem angesetzten Signifikanzlevel von alpha= 0,01 ist H0 zugunsten von H1 abzulehnen. Es gibt keinen signifikanten statistischen Unterschied im Bezug auf den Knee- Society- Score.

Es wurde in allen aufgestellte Hypothesen bewiesen, dass es keinerlei statistisch signifikanten Unterschied zwischen der Nachbehandlung nach endoprothetischem Kniegelenksersatz mit einer Genesis II Knieprothese bei Verwendung mit oder ohne Motorschiene gibt.

Trotz einer relativ kleinen Population in dieser Studie, spiegeln die erreichten Ergebnisse den bisherigen wissenschaftlichen Stand anderer und teils auch größer angelegten Studien wieder.

Die häufig angeführte Aussage und Annahme, dass der Einsatz der Motorschiene zu einer Verbesserung der Beweglichkeit führt, ist deutlich wiederlegt wurden und ist auch mit den aktuellen Daten dieser Studie zu verneinen. Die Studienergebnisse von: Milne, S. et al. (2003), Denis, M. et al. (2008), Lenssen T.A. et al. (2008), Ersözlü et al. (2009), Maniar, R.N. et al. (2012), Herbold, J.A. et al. (2012) und Tabor, D. (2013), welche unteranderem auch die Beweglichkeit als Parameter genutzt haben, stützen das hier gefundene Ergebnis.

Aber nicht nur die Beweglichkeit ist für die PatientInnen von Wichtigkeit. Sondern auch subjektive Parameter - wie Schmerz - und objektive Parameter - wie Steifigkeit, Stabilität und Beinachse, Funktionsstatus beim Gehen, Liegen, Treppensteigen und weiterer Alltagsbewegungen - sind für die Patienten von höchster Wichtigkeit Sie spiegeln auch ein erfolgreiches Operationsergebnis wieder. Diese genannten Parameter werden mit Hilfe des WOMAC- Score und Knee- Society- Score erfasst.

Auch im Bezug auf diese genannten Parameter und Scores zeigt die Studie, dass die rein manuelle Nachbehandlung und das Verzichten auf die Motorschiene genauso gute Ergebnisse hervorbringt. Das Studienergebnis stützt somit auch die Ergebnisse von Herbold, J.A. et al. (2012), Trzeciak, T. et al. (2011), Maniar, R.N. et al. (2012), Ersözlü et al. (2009), Denis sowie M. et al. (2008), welche entweder beide Scores und einen der beiden verwendeten.

Eine weitere wichtige Begründung, warum das manuelle Nachbehandeln mit dem wichtigen Faktor Aktivität ausreicht, liegt in der Neurophysiologie bei der Plastizität des Nervensystems. Dieses gilt für das nozizeptive System, als auch für das somatosensorische und motorische System. Die Noziception und deren Plastizität spielt eine bedeutende Rolle, vor allem wenn es um das Thema Chronifizierung geht. Bei anhaltenden Schmerzgeschehen über lange Zeiträume erfolgen morphologische Veränderungen im zentralen Nervensystem, welche jedoch nur bedingt reversibel sind (Weiß, T. et al. 2009; Das Sensomotorische System; Thime Verlag). Durch das Einbringen einer Knieendoprothese wird zwar ein Auslöser behoben, jedoch wird so kein Einfluss auf das zentrale Nervensystem genommen.

Die Strukturen für die Handlungsregulation, sowie die Elemente des extrapyramidalen Systems sind für die Verarbeitung von nozizeptiven Afferenzen verantwortlich. Außerdem generieren diese die Komponenten der Schmerzwahrnehmung und des Schmerzverhaltens. Da diese Strukturen eng mit dem Schmerzhemmsystem vernetzt sind, gehören Bewegung und Schmerzhemmung eng zusammen. Für diese Schmerzhemmung stehen Funktionskreise auf spinaler Ebene, im Hirnstamm, im Thalamus und im Kortex zur Verfügung. Die Stimulation des primär motorischen Kortex sorgt somit für eine Aktivierung der absteigenden Schmerzhemmsysteme. Daraus folgt, dass Bewegung und Schmerzhemmung zusammen gehören. In diesem Prozess nimmt die aerob und kontraktil gut ausgestattete Muskulatur eine Schlüsselstellung ein. Diese Stellung erhält sie aufgrund der Produktion von Zytokinen, welche aufgrund ihrer Herkunft auch als Myokine bezeichnet werden. Die Myokine spielen eine entscheidende Rolle als Signalstoffe für den Glucose- und Fettstoffwechsel. Funktionelle Konsequenzen sind die Mobilisierung antientzündlicher Signalwege, wodurch in der Bilanz mit dem viszeralen Fettgewebe eine antagonistische Wirkung entsteht. Somit stellt der aktive Muskel einen Regulator dar, welcher mit Myokinen und den reaktiven Sauerstoffspezies (ROS) im Wesentlichen dafür verantwortlich sind, dass der Energiestoffwechsel mit Substraten beliefert wird.

Durch die direkte Verknüpfung der Muskelfunktion mit den Faszien- und Bindegewebesystem und deren beanspruchungsbedingten Adaptationen ist die Muskelaktivität, die Prävention der ersten Wahl. Zumindest wenn es um die Entwicklung eines myofaszialen Schmerzsyndroms geht oder dieses bereits vorliegt. Durch die Aktivierung der Muskulatur erlangt man durch die Myokine und den ROS eine hochpotente und notwendige Funktion als Regulator des gesundheitlichen Status des Organismus. Dieselbe Wertigkeit kommt dem aktiven Muskel zu, da er eine Informationsquelle für die Bindegewebsstrukturen darstellt und somit eine funktionelle Prägung des Gehirns beeinflusst (Laube et al. 2009; Das Sensomotorische System; Thime Verlag).

Wie soeben dargestellt, ist die Aktivität auch ein Schlüssel zur Schmerzlinderung. Somit ist die Motorschiene auch aus diesem Aspekt her abzulehnen.

Aus der neurophysiologischen Sicht des somatosensorische und motorischen Systems ist die Motorschiene ebenfalls abzulehnen. Wie bereits beschrieben, unterliegt das nozizeptive System einer Plastizität. Gleiches gilt auch für das somatosensorische und motorische System. Bei geringem Nutzen einer Extremität oder auch einzelner Gelenke verändert sich die zentrale Repräsentation auf Kortexebene (Laube et al. 2009; Das Sensomotorische System; Thime Verlag). Dies gilt im negativen Sinne, wie auch im positiven Sinne. Dass heißt, bei den PatientInnen die auf Grund starker Degenerationen von Gelenken diese nicht mehr richtig bewegen und sich daraus folgend auch weitläufige unphysiologische Bewegungsmuster entwickeln können, haben unweigerlich auch eine veränderte Kortikalerepräsentation. Jedoch ist Dank der Plastizität des Nervensystems auch dieser Prozess reversibel (Merzenich et al. 1987). Dies bedarf jedoch Aktivität der PatientInnen und ist nicht durch passives Bewegen zu erreichen.

Bei erstmals einsetzenden muskuloskelletalen Schmerzprozessen schonen die PatientInnen den betroffenen Bereich. Durch den Primärkontakt beim Hausarzt und oder Orthopäden wird dieses Verhalten unterstützt und bestätigt. Bei wiederholten Auftreten des gleichen Schmerzgeschehens wird jedoch durch das Freisetzen von Zytokinen eine Chronifizierung des Schmerz auf Kortikalerebene geebnet. Dadurch kommt es zu kortikalen Veränderungen des Frontallappens und des Lymbischensystems, die affektive Einflussfaktoren generieren. Die PatientInnen entwickeln im schlimmsten Fall Angst vor Bewegung. Dies kann auch begleitend zu einer manifesten Depression führen. Denn die Depressionen entstehen durch negative affektive Verarbeitungsmechanismen (Weiß, T. et al. 2009; Das Sensomotorische System; Thime Verlag).

Lovick beschrieb 1993, dass das Schmerzkontrollsystem des periaquäduktalen Graus des Mittelhirns, Teil des Lymbischensystems, maßgeblich an dem Hemmungsprozess beteiligt ist und das Schlüsselzentrum der endogenen Schmerzkontrolle ist. Es ist opioiderge, unspezifisch und verläuft absteigend. Die Aktivierung erfolgt durch die afferenten Informationssalven aus Muskeln, Bändern, der Gelenkkapseln und der Disken. Über die Aktivität des periaquäduktalen Graus, welches mit seinem Zellkompelx auch Bestandteil der Formatio reticularis ist, folgt die Aktivierung schmerzhemmender Projektionswege. Vom zentralen Hohlengrau gehen zwei hemmende Projektionswege zum Rückenmark. Diese verwenden Serotonin oder Noradrenalin als Transmitter (Fields und Basbaum

1989). Besonders wichtig für mechanisch bedingte Schmerzstimuli ist der noradrenerge Weg. Es bewirkt die Analgesie durch die Hemmung der Freisetzung von Substanz P. Der Vollständigkeit halber ist zu erwähnen, dass der serotonerge Weg, vom ventralen Hohlengrau, wichtig für thermisch bedingte Schmerzstimuli ist (Kuraishi et al. 1991).

Aus den soeben genannten neurophysiologischen Prozessen resultiert im Patientenmanagement, dass Aktivität und eine Aktivitätssteigerung durch eine adäquate, auf individuelle Bedürfnisse angepasste Patienteninformation und Aufklärung notwendig ist. Die Aktivitätssteigerung ist deutlich erfolgversprechender, wenn die PatinentInnen verstanden haben, dass gezieltes und individuell angeleitetes Training unverzichtbar ist und dies auch umsetzen. Dies ist begründet durch eine gute Schmerzreduktion, Kraft- und Ausdauersteigerung sowie eine besser Funktionalität und Teilnahme am alltäglichen Leben (McCarthy et al. 2004).

Ein Review von Latham et al. (2013) bestätigt dies bei der Untersuchung von acht Studien, die mit der Methodik einer Metaanalyse analysiert wurden. Schwerpunkte der Untersuchung waren folgende Parameter: Kraft der Beinstrecker, deren Funktion und Schmerzreduktion. Es zeigten sich bei allen untersuchten Faktoren statistisch signifikante Unterschiede zwischen den Patientengruppen die ein Trainingsprogramm absolvierten zu denen die kein Training durchgeführt haben. Alle PatientInnen der inkludierten Studien waren älter als 65 Jahre und entsprechen somit der Population der Studie des Autors und den Studien die zum Literaturvergleich heran gezogen wurden.

Die Eigeninitiative des Patienten und das Wiedererlernen von Eigenverantwortung sind weitere und enorm wichtige Stichworte für den Erfolg der operativen und physiotherapeutischen Therapie. Zu Gleich stellt dies aber auch einen großer Kritikpunk aller zu diesem Thema durchgeführten Studien dar, da die Compliance der PatientInnen häufig nicht den an sie gestellten Anforderungen und Herausforderungen einer endoprothetischen Versorgung entsprechen (Latham et al. 2013).

Diese Faktoren bedingen häufig auch schon den Präoperativen Zustand der PatientInnen, welcher massiven Einfluss auf das operative und physiotherapeutische Ergebnis hat und somit auch auf die Zufriedenheit.

Nach Scott et al. (2010) waren nur etwa 81 % der Patienten mit dem Ergebnis des Eingriffs zufrieden.

In einem systematischen Review von Dr. A. Schulze, H.P. Scharf von 2013 werden die postoperative subjektive Patientenzufriedenheit in den Zeiträumen 1990–1999 und 2000–2012 ausgewertet und Kausalzusammenhänge sowie Einflussfaktoren verglichen. Dabei zeigt sich in den Vergleichszeiträumen ein Anstieg der Zufriedenheit nach Knietotalendoprothesenimplantation von 81,2 % in den 90-er Jahren auf 85,0 % seit dem Jahr 2000. Als Einflussfaktoren auf die postoperative Zufriedenheit werden wiederholt Body Mass Index, Gelenkfunktion, Patientenerwartungen, mentale Einflussfaktoren und Schmerz in den 25 ausgewerteten Publikationen benannt. Diese Faktoren haben neben der Operation und der Nachbehandlung maßgeblichen Einfluss auf das Gesamtergebnis. So ist es offensichtlich sehr wichtig, eine möglichst gute physische und psychische Ausgangsposition zu schaffen, um diese Parameter positiv zu beeinflussen. Das Patientenmanagement und die Aufklärung spielt somit eine große Rolle, um den „Störfaktor" Mensch so gering wie möglich zu halten.

8. Schlussfolgerung und Ausblick

Die Ergebnisse der Studie zeigen, im Bezug auf die Forschungsfrage und weiteren aufgestellten Hypothesen, dass eine effiziente physiotherapeutische Nachbehandlung von Knieendoprothesen allein und ohne den zusätzlichen Einsatz von Motorschienen eine hoch wirksame Nachbehandlungsstrategie darstellt. Das Studienergebnis bestätigt die im Literaturvergleich heran gezogenen wissenschaftlichen Arbeiten. Die vorliegende Studie konnte deutlich nachweisen dass es keinen statistisch signifikanten Unterschied in Bezug auf Beweglichkeit zum Entlassungszeitpunkt, Beweglichkeit zum sechsmonatigem follow- up gab und sich auch kein statistisch signifikanter Unterschied bei den verwendeten Scores gab. Das Verwenden einer Motorschiene und anderer technischer Geräte, die den Patienten rein passiv bewegen, ist daher abzulehnen.

Wie in der Ergebnisdiskussion bereits ausführlich beschrieben, neigt ein großer Teil der endoprothetisch versorgten PatientInnen leider zu der Vermutung, dass ein passives maschinelles mobilisieren schneller zum Wiedererlangen der Beweglichkeit oder gar zur Kraftsteigerung führen würde. Wie bereits auf neurophysiologischer Grundlage in der Ergebnisdiskussion erläutert wurde, ist der erfolgreichste Weg ein normales Bewegungsverhalten und somit eine alltags- und altersgerechte Kraft und Ausdauer zu erlangen bzw. das aktive Trainieren und Ausüben dieser Funktionen.

Dies bestätigt – wie oben dargestellt- der Review von Latham et al. (2013) Denn es zeigten sich bei allen untersuchten Faktoren statistisch signifikante Unterschiede zwischen den Patientengruppen die ein Trainingsprogramm absolvierten zu denen die kein Training durchgeführt haben, wobei alle PatientInnen der inkludierten Studien älter als 65 Jahre waren und somit der Population der Studie des Autors und den Studien die zum Literaturvergleich entsprachen.

Darüber hinaus sind die Eigeninitiative des Patienten und das Wiedererlernen von Eigenverantwortung entscheidende Stichworte für den Erfolg der operativen und physiotherapeutischen Therapie. Zugleich aber auch ein großer Kritikpunk aller zu diesem Thema durchgeführten Studien. Denn die Complience der PatientInnen entspricht häufig nicht den an sie gestellten Anforderung und Herausforderungen einer endoprothetischen Versorgung (Latham et al. 2013).

Um ein möglichst gutes Behandlungsziel zu erzielen, ist es daher von großer Wichtigkeit den Patienten - als aktives Mitglied - in den Entscheidungsfindungsprozess mit einzubeziehen. Dies sollte von Beginn der Diagnosestellung der jeweiligen Pathologie bis hin zur Entscheidung einer Therapie - welcher Art auch immer - gelten. Hier lautet das Schlagwort „shared decision- making". Der Prozess sollte für alle operativen und konservativen Therapieansätze durchgeführt werden. Ein Hauptaugenmerk gilt somit der Aufklärung und Information. Dies gilt umso mehr für bildungsferne und/oder sozialbenachteiligte PatientInnen. (Regionale Unterschiede und deren Einflussfaktoren; Bertelsmann Stiftung; 2013). Es zeigt sich hier ein deutliches Süd- Nord- und West- Ost-Gefälle.

Maßnahmen der eigenständigen Informationsbeschaffung haben sich in den letzten Jahren enorm vergrößert bzw. verbessert. Die Aufklärung des Patienten über die spezifischen Risiken und den zu erwartenden Nutzen bei elektiven Eingriffen kann zu einer

Konsolidierung der Versorgungsrate führen, die durch Leitlinien und Qualitätssicherungsmaßnahmen allein nicht zu erreichen ist.

In der Therapie von degenerativen Pathologien des Bewegungsapparates - hier im speziellen von Gonarthrose - empfiehlt sich eine Leitfaden orientierte Vorgehensweise zu installieren. Auf internationaler Ebene gibt es für konservative und operative Verfahren ein Expertengremium (Osteoarthritis Research Society International)(OARSI), welches Empfehlungsstärken für unterschiedliche Therapieansätze auf evidenzbasierter Grundlage herausgibt (Zhang et al. 2008). Es empfiehlt sich diesen Prozess auch in Deutschland zu etablieren.

Um eine möglichst erfolgreiche Umsetzung zu erreichen, bedarf es einiger wichtiger Voraussetzungen. Grundlegend sollte es einen gut organisierten und interdisziplinären Behandlungspfad geben, eine ausführlichen Kommunikation mit den PatientInnen sattfinden, eine hochwertigen Fort- und Weiterbildungsstruktur aller beteiligten Berufsgruppen ein Standard sein, sowie die verpflichtenden Teilnahme am Endoprothesenregister Deutschland aller endoprothetisch Patientenversorgenden Mediziner geben.

Literaturverzeichnis

1. Altmann et al. 1986 Development of criteria for the classification and reporting of osteoarthritis: Classification of osteoarthritis of the knee; Volume 29, Issue 8, pages 1039–1049, August 1986.
2. Aqua- Institut; August 2012; http://www.aqua-institut.de
3. Armstrong et al. Reliability of range-of-motion measurement in the elbow anforearm. J Shoulder Elbow Surg 1998; 7(6): 573-80.
4. Bundeszentrale für gesundheitliche Aufklärung.
5. Denis, M. et al. Phys Ther. 2006 Feb;86(2):174-85. Effectiveness of continuous passive motion and conventional physical therapy after total knee arthroplasty: a randomized clinical trial.
6. Der Unfallchirurg; (107, 2004, 328); Kirschner
7. Ersözlü et al. Acta Orthop Traumatol Turc. 2009 Nov-Dec;43(5):412-8. doi: 10.3944/AOTT.2009.412.The effects of two different continuous passive motion protocols on knee range of motion after total knee arthroplasty: a prospective analysis.
8. Felson DT, Zhang Y. An update on the epidemiology of knee and hip osteoarthritis with a view to prevention. Arthritis & Rheumatism 1998;41(8):1343-1355.
9. Felson DT. The Epidemiology of Knee Osteoarthritis: Results from the Framingham Osteoarthritis Study. Seminars in arthritis and rheumatism 1990;20(3):42-50.
10. Felson et al.; Rheumatology (Oxford). 2000 Nov;39(11):1218-21. Detecting radiographic knee osteoarthritis: what combination of views is optimal.
11. Fields, H. L., Basbaum, Al.; Endogenous pain control mechanisms; Textbook of Pain 1989: 206-217.
12. Frick et al; .Atlas of Human Anatomy Springer Verlag, Heidelberg (1992) 86-91. 56.
13. Gogia et al.; Reliability and Validity of Goniometric Measurements at the Knee; Physical Therapy February 1987 vol. 67 no. 2 192-195

14. Grood, Suntay 1983 J Biomech Eng. 1983 May;105(2):136-44. A joint coordinate system for the clinical description of three-dimensional motions: application to the knee.

15. Hackenbroch, M. Arthrosen: Basiswissen zu Klinik, Diagnostik und Therapie; 2002; Thieme- Verlag.

16. Hackenbroch, M.; Die Arthrosis deformans der Hüfte: grundlagen und Behandlung; 1943; Thieme Verlag.

17. Hanna Mayer, Erik van Hilten; Einführung in die Physiotherapieforschung; Facultas Verlag; 2007.

18. Herbold, J.A. et al. PM R. 2012 Oct;4(10):719-25. doi: 10.1016/j.pmrj.2012.07.004. Epub 2012 Sep 6. Effectiveness of continuous passive motion in an inpatient rehabilitation hospital after total knee replacement: a matched cohort study.

19. Insall JN, Dorr LD, Scott RD, Scott NW. Rationale of The Knee Society Clinical Rating System. Clin Orthop Relat Res 1989;248:13-14.

20. Insall JN, Dorr LD, Scott RD, Scott WN. Reference for score: Rationale of the Knee Society clinical rating system. Clin Orthop Relat Res. 1989 Nov;(248):13-4.

21. Jacob, Stäubli; Chirurgische Anatomie des Kniegelenks, Kniegelenk und Kreuzbänder; 1990; Springer.

22. Jerosch Prof. Dr., Heisel, Prof. Dr.; Künstlicher Gelenkersatz; Seite 18; Pflaum Orthopädie.

23. K.-D. Thomann et al.: *Orthopädisch-unfallchirurgische Begutachtung - Praxis der klinischen Begutachtung*; Amsterdam 2008; Elsevier

24. Kaufmann et al.; Rheumatology (Oxford). 2003 Feb;42(2):314-20. Hydroxypyridinium collagen crosslinks in serum, urine, synovial fluid and synovial tissue in patients with rheumatoid arthritis compared with osteoarthritis.

25. Kummer, B.; Anatomie und Biomechanik des Kniegelenksmeniscus; Langenbecks Archiv für Chirurgie, 1987; Springer.

26. Kuraishi et al.; Intrathecal injection of glamin and ist antiserum effect nociceptiv response of rat to mechanical but not thermal stimuli. Pain 1991; 44: 321-324.

27. Latham, N. PhD, PT et al. Strength training in older adults: The benefits for osteoarthritis; Clin Geriatr Med. 2010 August ; 26(3): 445–459. doi:10.1016/j.cger.2010.03.006.

28. Laube et al. 2009; Das Sensomotorische System; Thieme Verlag.

29. Lenssen T.A. et al BMC Musculoskelet Disord. 2008 Apr 29;9:60. doi: 10.1186/1471-2474-9-60. Effectiveness of prolonged use of continuous passive motion (CPM), as an adjunct to physiotherapy, after total knee arthroplasty.

30. Madry, H., Kohn, D.; Konservative Therapie der Kniegelenkarthrose; Der Unfallchirurg; 2004; Springer.

31. Maniar, R.N. et al. J Arthroplasty. 2012 Feb;27(2):193-200.e1. doi: 10.1016/j.arth.2011.04.009. Epub 2011 Jul 12. To use or not to use continuous passive motion post-total knee arthroplasty presenting functional assessment results in early recovery.

32. McCarthy et al. Supplementation of a home-based exercise programme with a class-based programme for people with osteoarthritis of the knees: a randomised controlled trial and health economic analysis; Health Technology Assessment 2004; Vol. 8: No. 46.

33. Menschik, A.; Die Kinematik des Kniegelenkes und Hinweise auf den allgemeinen gesetzmäßigen Aufbau der Wirbeltiergelenke; Unfallheilkunde (126), 1975.

34. Menschik, A.; Mechanik des Kniegelenkes, 1. Teil; 1974; Z Orthopädie.

35. Merzenich et al.; Variability in hand surface represetations in areas 3b and 1 in adult owl and squirrele monkeys.; J Comp Neurol 1987; 258: 281-296.

36. Meyer, H.; Die mechanik des kniegelenkes; Arch. Anat Physiol Wiss Med, 1853.

37. Milne S; Cochrane Database Syst Rev. 2003;(2):CD004260. Continuous passive motion following total knee arthroplasty.

38. Müllner; Erfolgreich wissenschaftlich arbeiten in der Medizin; 2. Aufl.2005; Springer.

39. OECD- Report Deutschland.

40. Oesch et al. ; Assessments in der muskuloskeletalen Rehabilitation; 1. Aufl. 2007; Huber.

41. Oliver et al. ; A study to explore the reliability and precision of intra and inter-rater measures of ULNT1 on an asymptomatic population; Manual Therapy(2010) 1-4.

42. Petherick et al. , Concurrent validity and intertester reliability of universal and fluid-based goniometer for active elbow range of motion; Physical Therapy; 1988 ; 966-969.

43. Polit, D.F., Hungler, B.P.: Lehrbuch Pflegeforschung: Methodik, Beurteilung und Anwendung; 2004 ; Verlag Hans Huber.

44. Pschyrembel; Berlin- New York; de Gruyter; 1998; Seite 67).

45. Pullig et al.; Orthopade. 2001 Nov;30(11):825-33. Molecular principles of induction and progression of arthrosis.

46. R. Oerter, L. Montada (Hrsg.): Entwicklungspsychologie. Beltz, Weinheim 2002

47. Rauschmann, M.A.; Der Weg vom Malum coxae senile zum Begriff der Arthrosis deformans; Der Orthopäde; 2001; Springer.

48. Reference for Grading: Asif S , Choon DS . Midterm results of cemented Press Fit Condylar Sigma total knee arthroplasty system. J Orthop Surg (Hong Kong). 2005 Dec;13(3):280-4.).

49. Regionale Unterschiede und deren Einflussfaktoren; Bertelsmann Stiftung; 2013).

50. Roos EM, Klässbo M, Lohmander LS. WOMAC Osteoarthritis Index: Reliability, validity, and responsiveness in patients with arthroscopically assessed osteoarthritis. Scandinavian Journal of Rheumatology 1999;28(4):210-215)

51. Roos EM, Klässbo M, Lohmander LS. WOMAC Osteoarthritis Index: Reliability, validity, and responsiveness in patients with arthroscopically assessed osteoarthritis. Scandinavian Journal of Rheumatology 1999;28(4):210-215) (Tal A. Assessment: WOMAC. Physiopraxis 2007;6:36-37).

52. Rothstein et al. ; Goniometric reliability in a clinical setting; Physical Therapy; 1983; Vol. 63; 1611-1615.

53. Schulze, Dr. A. und Scharf, H.P.; Der Orthopäde October 2013, Volume 42, Issue 10, pp 858-865; Zufriedenheit nach Knietotalendoprothesenimplantation.

54. Swoboda, B. et al.; Aspekte der epidemiologischen Arthroseforschung Der Orthopäde; 1998, 2001; Springer.

55. Tabor, D. Orthop Nurs. 2013 Sep-Oct;32(5):261-5. doi: 10.1097/NOR.0b013e3182a3016a. An empirical study using range of motion and pain score as determinants for continuous passive motion: outcomes following total knee replacement surgery in an adult population.

56. The Knee Scociety. Available at: http://www.kneesociety.org/web/aboutus.html. Accessed 04/03, 2012

57. Trzeciak, T. et al. (2011) Effectiveness of continuous passive motion after total knee replacement

58. von Lanz, T., Lang, J., Wachsmuth, W. Praktische Anatomie, Erster Band, Vierter Teil: Bein und Statik; 1972; Springer, Berlin, Heidelberg.

59. Weiß, T. et al. 2009; Das Sensomotorische System; Thime Verlag.

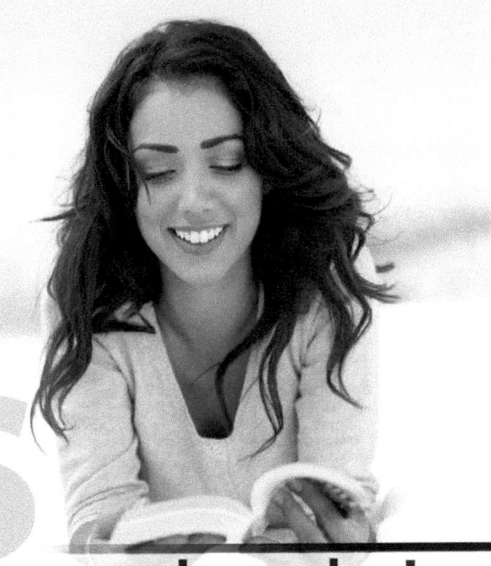
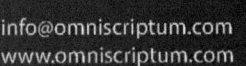
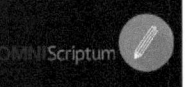

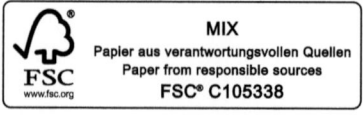